PENNY INGHAM   COLIN SHELBOURN

NE PLUS AVOIR MAL AU DOS C'EST MALIN

LEDUC.S
EDITIONS

À Polly et Russell, qui me guident (PI).
À Mary : continue (CS) !

Sommaire

Introduction 7

Des tensions ? 17

Prenez le temps de réfléchir 23

Votre travail pèse-t-il sur votre nuque ? 29

Rechargez vos batteries 39

Êtes-vous bien assis ? 53

Sur votre chaise 65

Atteindre le téléphone 79

Avoir l'air vif 87

S'allonger et... travailler 93

Bien se tenir debout
et se déplacer 101

Le monde sur vos épaules 117

Des amis souples........................ 129

Soulevez !................................. 137

Ne retenez pas votre souffle 149

Faites la paire 157

Tous les jours, dans toutes
les situations 163

Et ensuite ?................................ 177

Annexe 1 : Quelques notions
d'anatomie 179

Annexe 2 : Les mémos 183

Table des matières 185

Introduction

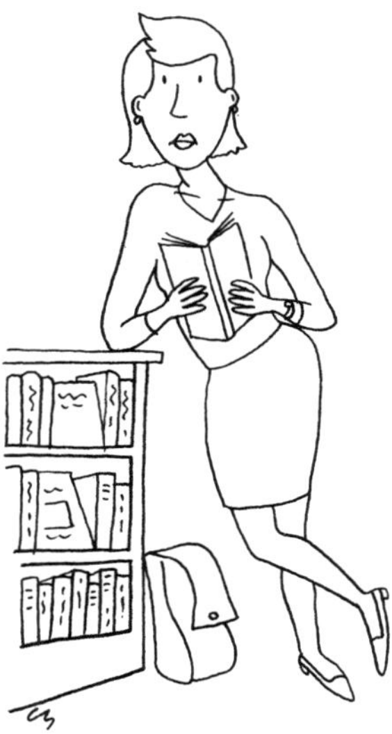

Comment tenez-vous ce livre en ce moment même ? Votre menton est-il un peu trop avant ? Votre tête est-elle penchée en arrière ? Vos épaules sont-elles voûtées ? Si vous êtes debout, tout votre poids repose-t-il sur une seule jambe ? Ressentez-vous une légère douleur vertébrale dans le bas du dos ?

Si vous êtes assis, votre dos est-il voûté ? Êtes-vous avachi sur une chaise ? Et sinon, comment respirez-vous ?

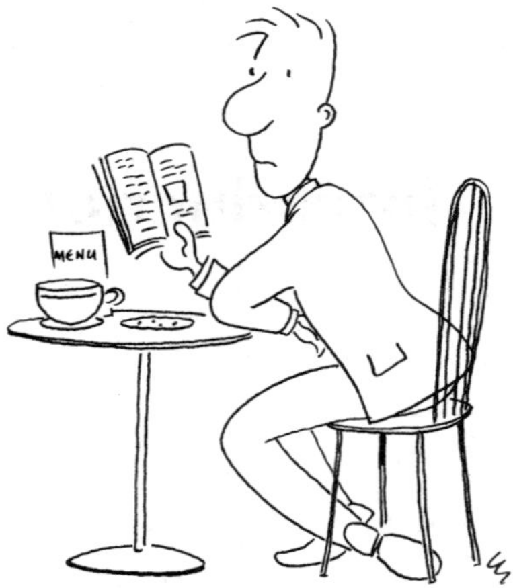

Avez-vous mal au dos ? Êtes-vous fatigué ? Souffrez-vous de douleurs articulaires ? de troubles digestifs ? de manque d'énergie ? Avez-vous l'impression de respirer trop rapidement ? Avez-vous des douleurs récurrentes ? Êtes-vous irritable ? Avez-vous une faible estime de vous-même ?

Si vous avez répondu oui à l'une ou à la totalité de ces questions, vous avez grandement besoin de cet ouvrage !

La façon dont nous nous tenons debout, nous asseyons ou bougeons au quotidien peut entraîner tous les symptômes mentionnés ci-dessus. Peu d'entre nous ont gardé la posture souple et leste de leur enfance car, avec les années, nous avons généralement acquis de mauvaises habitudes posturales qui créent et accentuent les tensions du quotidien. Pourtant, de la même façon que nous avons acquis ces habitudes, nous pouvons nous en défaire.

Aussi difficile ou impossible que cela paraisse, Frederick Matthias Alexander l'a fait. Alexander (1869-1955) était un acteur australien qui souffrait d'enrouement et de problèmes de diction persistants. Très observateur, il parvint à en détecter la cause. Il remarqua qu'il était tendu lorsqu'il se préparait à parler. Cette observation vaut pour la plupart des gens mais Alexander avait relevé certains détails bien spécifiques.

À l'aide de miroirs, il vit en effet qu'au moment de parler, il basculait la tête en arrière, relevait le menton et se tassait sur lui-même. Il observa également que ce schéma destructeur se reproduisait plus ou moins fortement dans chaque geste quotidien et en déduisit que nous avons souvent tendance à infliger ce type de tensions à notre corps jusqu'à engendrer des douleurs et gêner nos mouvements.

Toutefois, l'observation ne suffit pas. Au début, il essaya de forcer son corps à se positionner autrement, mais il obtint seulement de nouvelles douleurs. Réalisant cela, il se lança dans l'élaboration d'une technique vouée à rééduquer le corps : l'essentiel consistant à déceler et corriger les mauvais mouvements pour amener le corps vers une posture plus naturelle et plus équilibrée. Il commença alors à prodiguer ses conseils à d'autres et, aujourd'hui, la méthode Alexander est enseignée dans le monde entier.

Comment bien utiliser ce livre

Cet ouvrage n'a pas pour objectif d'enseigner la méthode Alexander (seul un professeur qualifié peut le faire) mais se concentre sur ses principes. Il est donc important de lire les chapitres 1 à 4 avant de passer aux autres, car ils constituent la base du livre et sont fondamentaux pour comprendre la suite. Commencez par ceux-ci et vous serez alors prêt à plonger dans l'un ou l'autre des chapitres restants – à l'exception du chapitre 16 qui doit être examiné une fois le livre lu en entier. L'annexe 1 (« Quelques notions d'anatomie ») est également essentielle si vous voulez mieux connaître votre corps. Bien que chaque exercice puisse être pratiqué individuellement, vous progresserez mieux en les faisant l'un après l'autre.

Chaque chapitre contient cinq sections : « Le problème », « Les exercices », « Le principe », « Mémo » et « Réorganisez votre vie ».

Le problème

Un symptôme désagréable tel que le mal de dos est un moyen pour votre corps de vous transmettre un signal utile. Écoutez-le. Les douleurs et les maux que vous ressentez peuvent être le résultat de contraintes que vous vous infligez. Avec les années, vous avez peut-être fait prendre de mauvaises habitudes à votre corps ou appliqué des méthodes de travail qui l'obligent à faire des efforts inutiles. Toutefois, vous pouvez désapprendre ces gestes avec seulement trois éléments : ce livre, un peu de patience et de la persévérance.

Les symptômes répertoriés dans cette section révèlent des habitudes susceptibles de vous nuire donc tous les chapitres de ce livre vous seront utiles, même si vous pensez n'avoir qu'un seul problème à régler. Il est en effet important de prendre conscience que les problèmes corporels sont liés les uns aux autres, une douleur au niveau des doigts pouvant ainsi résulter de la façon dont vous vous asseyez.

Les exercices

Ils se distinguent des exercices habituellement recommandés pour rester en forme car ils doivent avant tout rompre vos habitudes et ils nécessitent plus d'efforts psychologiques que physiques. Leur objectif est d'analyser vos crispations et d'y remédier en corrigeant vos gestes quotidiens pour revenir à une façon de se mouvoir naturelle et détendue. Prenez votre temps pour chaque exercice, sinon votre corps reprendra le dessus sur votre mental et vos anciennes habitudes reviendront.

Tout au long de ce livre, nous utiliserons des mots et des images simples qui vous aideront à faire moins d'effort. Par exemple : « laissez vos coudes le long de votre corps », « détendez vos épaules », « imaginez qu'une corde tire votre tête vers le haut ». Cela vous aidera à adopter naturellement ces postures, sans imposer quoi que ce soit à votre corps.

Pratiquez ces exercices avec motivation et en étant attentif à ce que vous faites. La qualité de votre concentration est un facteur clé dans la réussite de chaque exercice. Si vous le faites à la hâte, votre corps n'en saisira pas l'intérêt. Même si cela peut sembler difficile au premier abord, il est important de respecter le processus de chaque exercice. Si vous avez l'impression que votre esprit est ailleurs, faites une pause. Recommencez quand vous vous sentirez attentif et prêt à progresser.

N'oubliez pas : vous avez pris de mauvaises habitudes posturales en répétant les mêmes gestes encore et encore mais vous pouvez les désapprendre en répétant ces exercices. Comme les artistans ou les musiciens, ne cessez jamais de pratiquer. Continuez de travailler sur vous-même.

Le principe

Dans cette partie, nous vous expliquons comment et pourquoi vous avez peut-être développé un problème particulier, et nous vous montrons la pertinence des exercices car c'est un arrière-plan très utile pour les faires plus efficacement. N'hésitez pas également à consulter « Quelques notions d'anatomie » en annexe 1.

Mémo Le mémo

Il s'agit du résumé du chapitre, c'est-à-dire les phrases que vous devez vous répéter pour que votre corps adopte une posture plus simple et plus naturelle. Elles agissent comme un remède contre les mauvaises habitudes et renforcent votre nouveau « moi ». Ce sont des affirmations qui vous aident à changer votre façon de voir les choses (exemple : pensez « je peux le faire » et non plus « je ne peux pas le faire »). La répétition est le facteur clé de l'apprentissage : la pensée positive remplace la pensée négative pour former un nouvel état d'esprit.

De la même façon, nos pensées influencent considérablement notre corps. Le mémo vous aide donc à garder en tête les pensées utiles pour votre posture. Celles que nous vous proposons sont des suggestions que vous êtes libre d'enrichir. Cela ne peut que vous aider à réfléchir au travail que vous faites sur vous-même. Utilisez des formules positives : « agir » est plus efficace que « ne pas agir ». De plus, vous risquez moins de vous tromper, car si nous disons : « Ne pensez pas à un éléphant ! », quelle est votre première pensée ? Exactement.

Écrivez ces formules et répartissez-les sur votre bureau, autour de votre écran d'ordinateur et sur la porte de votre frigo : partout où vous pourrez les voir et vous en rappeler.

Réorganisez votre vie

Dans cette partie, vous trouverez des conseils pratiques et des astuces pour savoir comment modifier votre style de vie et votre environnement afin de conserver vos acquis. Soyez un individualiste affirmé : soyez à l'écoute de vous-même, étudiez vos mécanismes corporels de façon méthodique et organisée et reprenez enfin le contrôle de votre corps.

Pour conclure

Une fois que vous aurez compris les problèmes que peut causer un corps malmené, vous pourrez user de cette connaissance pour reprendre le contrôle de votre vie palpitante. Les principes de ce livre sont applicables à chaque geste quotidien. Quoi que vous fassiez, vous pouvez les utiliser pour être en meilleure forme, plus dynamique et davantage maître de votre corps. Ce livre est un programme pour changer, un guide qui vous aidera à entretenir un corps souple et sans douleurs. Bien que vous puissiez pratiquer chaque exercice individuellement, leurs effets se cumulent. Chacun d'entre eux opérera une rééducation efficace de votre corps, peu importe le lieu ou le moment. Plus vous les pratiquerez, plus vous en ressentirez les bénéfices. Il ne s'agit pas seulement de votre travail ou de vos loisirs : il s'agit de votre vie.

CHAPITRE I

Des tensions ?

Le problème

En faites-vous trop ?

Nous sommes tous plus ou moins tendus. Vous pouvez manquer de souffle, avoir mal au dos, à la tête, avoir des problèmes digestifs ou vous sentir plus fatigué que vous ne le pensez. Vous en faites trop. Cela n'a rien à voir avec un chef ingrat ou des collègues antipathiques, c'est vous ! Vous pouvez être allongé sur la plage et en faire toujours trop. Il est temps de laisser tomber vos vieilles habitudes.

Les exercices

Exercice 1

Pour commencer, voici une démonstration très simple de ce que sont les tensions musculaires et comment s'en libérer.

Placez l'une de vos mains devant vous, au niveau de votre visage, la paume tendue vers l'intérieur, l'avant-bras vertical. Pour cet exercice, vous devez voir votre poignet.

En gardant votre main ouverte, contractez les muscles de votre poignet. Vous allez sentir une contraction au niveau du coude. Notez également que la distance entre le bout de vos doigts et votre coude diminue car votre main se courbe.

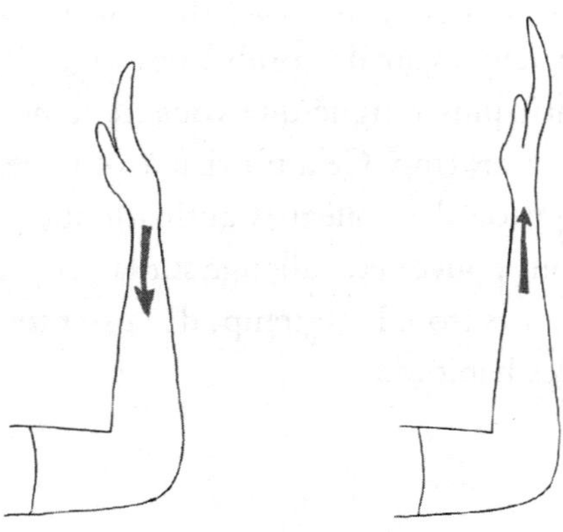

Contracté Décontracté

Maintenant, relâchez le muscle. Votre main est toujours à la verticale mais l'effort est moindre et la distance entre le bout de vos doigts et votre coude s'allonge par rapport au début de l'exercice. Vous avez libéré la tension, et donc détendu, étiré et assoupli les muscles de votre main et de votre avant-bras, qui supportent mieux la sollicitation. Voilà l'illustration parfaite de ce que nous apprendrons tout au long de ce livre.

Exercice 2

Asseyez-vous à une table avec une tasse devant vous. Ne posez pas vos coudes sur la table, placez votre main gauche sur votre biceps droit et prenez la tasse avec votre main droite (si vous êtes gaucher, faites l'inverse). Portez la tasse à vos lèvres. À quel point forcez-vous sur vos muscles ?

Si vos muscles se tendent entre le coude et l'épaule, vous en faites trop. Il y a un petit muscle situé dans votre avant-bras qui est plus adapté pour cette tâche. Recommencez en changeant de main et en réduisant l'effort tout au long de l'exercice. Votre coude doit agir comme une charnière pour soulever la tasse.

Le principe

Les tensions : de quoi s'agit-il et pourquoi nos muscles sont-ils tendus ?

Nous sommes tendus au travail pour plusieurs raisons qui peuvent être divisées en deux catégories : les raisons psychologiques et les raisons physiques (mécaniques).

Parmi les facteurs psychologiques, on peut citer le manque d'espace dans le métro ou au bureau, l'envie de quitter immédiatement une réunion sans pouvoir le faire ou encore le désir primitif de se bagarrer avec quelqu'un dans cette même réunion quand la politesse et les perspectives de promotion nous en empêchent.

Une chaise mal positionnée (voir chapitre 5), un poste exigu, des conditions de travail insatisfaisantes, etc., font partie des facteurs physiques à l'origine des tensions musculaires. La façon dont vous vous tenez traduit physiquement vos tensions psychologiques. Quel que soit le stimulus, nous répondons tous de la même façon : nous contractons les muscles du cou, penchons la tête en arrière et raccourcissons la colonne vertébrale. Nous nous mettons en mode « fuir ou combattre » et effectuons ces mouvements inutiles et néfastes dans n'importe quelle situation. Nous avons donc pris l'habitude, en le répétant pendant de nombreuses années, de nous tenir sur le qui-vive au lieu d'y aller en douceur.

Les tensions psychologiques entraînent des tensions physiques.

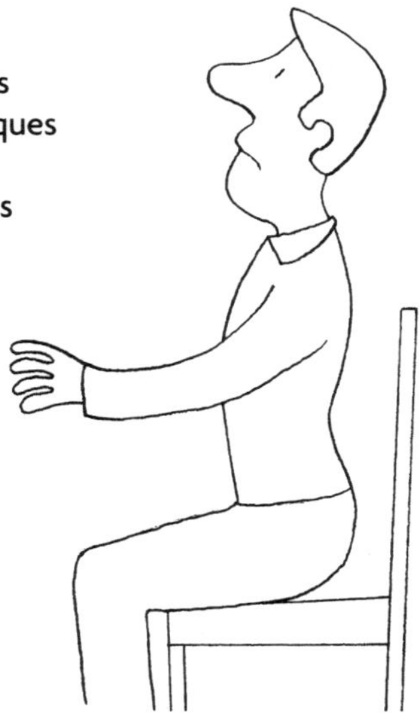

Lorsque nous sommes tendus psychologiquement, nos muscles le sont aussi. Pour combattre la pression psychologique, il faut commencer, entre autres, à traiter la tension musculaire. Par exemple, desserrez la mâchoire. Si elle est crispée, le reste de votre corps ne peut pas être détendu – les autres muscles seront également crispés et ces effets se cumulent.

Mémo

Observez-vous !

Réorganisez votre vie

Prenez le temps d'observer toutes les habitudes qui contribuent à gaspiller votre énergie. Analysez vos tensions : lorsque vous faites un mouvement, une action ou que votre corps répond à une sollicitation, arrêtez-vous, détendez-vous, observez ce que vous êtes sur le point de faire et interrompez ce réflexe de tension.

Quand vous travaillez, il est facile d'oublier votre corps, sauf s'il est douloureux ou crispé. Mais vous n'avez pas à l'ignorer pour vous concentrer sur quelque chose d'autre. Pour commencer, prenez le temps d'observer ce que vous êtes en train de faire. Avec la pratique, vous serez plus conscient de votre façon de bouger, de vous asseoir ou de vous tenir debout au quotidien. C'est une aptitude qui peut s'apprendre, un mode de pensée légèrement différent dont vous profiterez en permanence.

CHAPITRE 2

Prenez le temps de réfléchir

Le problème

Vous ne voulez plus être tendu mais vous ne savez pas comment vous y prendre. On vous dit de vous décontracter mais quoi que vous fassiez, quelque chose vous échappe. Alors comment faire ? Ce chapitre est là pour vous montrer la première étape.

Les exercices

Exercice 1

Vous pouvez pratiquer cet exercice assis ou debout. Croisez les bras. Maintenant, croisez-les dans l'autre sens. Ce n'est pas si facile, n'est-ce pas ? Observez à quel point vous avez eu à revoir votre approche en changeant de sens et examinez le mouvement avant de le faire dans le sens qui vous est le moins naturel.

Faites le point en essayant de réaliser quelques actions du côté non dominant, par exemple : quelle manche enfilez-vous en premier en mettant votre veste ? Est-ce toujours la même main qui utilise la souris de l'ordinateur ? Utilisez-vous toujours le téléphone du même côté ? Enfilez-vous votre pantalon en commençant chaque fois par la même jambe ? Examinez et réorganisez ces activités afin de favoriser le côté de votre corps qui ne prédomine pas. Vous serez ainsi plus sensible à l'équilibre de votre corps.

Exercice 2

Pour cet exercice, vous aurez besoin d'un objet de petite taille non fragile comme une boule de papier ou une tasse en plastique. Debout ou assis, préparez-vous à lancer l'objet d'une main vers l'autre. Tendez devant vous la main qui attrapera l'objet. Habituellement, c'est cette main que vous bougez pour attraper l'objet, mais dans cet exercice vous la laissez immobile.

Lancez l'objet vers la main qui doit l'attraper sans que cette dernière ne bouge. L'objet peut tomber, mais peu importe. S'il atterrit dans votre main, attrapez-le, mais si vous le ratez, tant pis. En aucun cas vous ne devez bouger la main pour saisir l'objet. Le but de cet exercice est de tester votre capacité à résister à l'impulsion d'agir.

Faites plusieurs essais de lancers en alternant les deux mains (la dominante, puis la non dominante). Comme pour l'exercice précédent, vous remarquerez que votre cerveau doit s'impliquer activement, en l'occurrence pour inhiber le réflexe d'attraper l'objet.

Le principe

Prendre son temps et réfléchir sont des activités proches qui doivent être complémentaires.

Prendre son temps, c'est-à-dire faire une pause entre la décision et la réalisation d'une action, vous permet de réfléchir. Vous pouvez ensuite agir d'une façon nouvelle, organisée et étrangère à vos habitudes. Dans l'exercice 1, vous devez « réfléchir » sur comment, par exemple, plier vos bras dans l'autre sens, et dans l'exercice 2, il vous faut inhiber consciemment votre réflexe pour utiliser votre main d'une nouvelle manière. Difficile, certes, mais pas impossible !

Au fur et à mesure que vous avancerez dans ce livre, vous verrez que nous vous encourageons régulièrement à faire des pauses (pour inhiber vos réflexes), à penser à ce que vous êtes sur le point de faire et à diriger votre corps pour entreprendre les actions d'une nouvelle façon (parfois, des illustrations sont là pour vous aider).

De cette façon, vous réaliserez que vous n'avez pas à subir vos mauvaises postures habituelles. Vous pouvez apprendre à observer, à réfléchir à ce que vous êtes en train de faire et à modifier la façon dont vous allez vous y prendre. En travaillant l'aspect psychologique, vous faciliterez la tâche de votre corps.

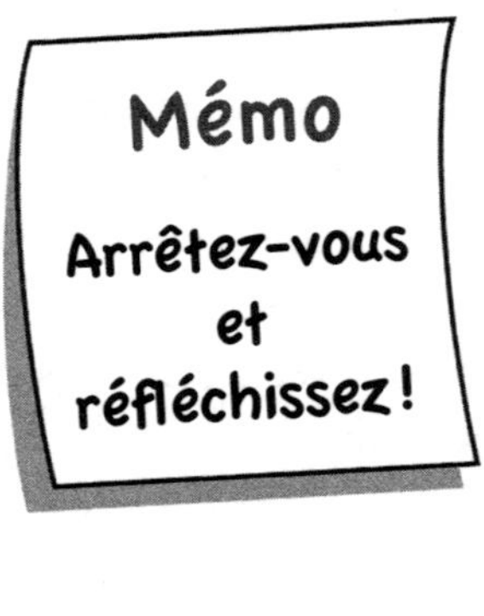

Réorganisez votre vie

Commencez par revoir vos préjugés en matière de posture. Débarrassez-vous des idées dépassées et oubliez les soit-disant « bonnes positions » qui demandent un effort intense (le menton vers le haut, le torse bombé). À la place, commencez à travailler sur le principe que pour réaliser des mouvements assurés, équilibrés et élégants, vous pouvez faire moins d'efforts en appréhendant votre corps d'une nouvelle façon. Réalisés avec application, les exercices vous aideront, lorsque vous faites trop d'efforts, à en avoir conscience. La réflexion doit amener votre corps à en faire moins, et non plus.

CHAPITRE 3

Votre travail pèse-t-il sur votre nuque ?

Le problème

Souffrez-vous de rigidité dans la nuque ou de maux de tête dus à des tensions, par exemple lorsque vous êtes assis à votre bureau ou devant votre ordinateur ?

Le cou crispé et le menton avancé compressent votre colonne.

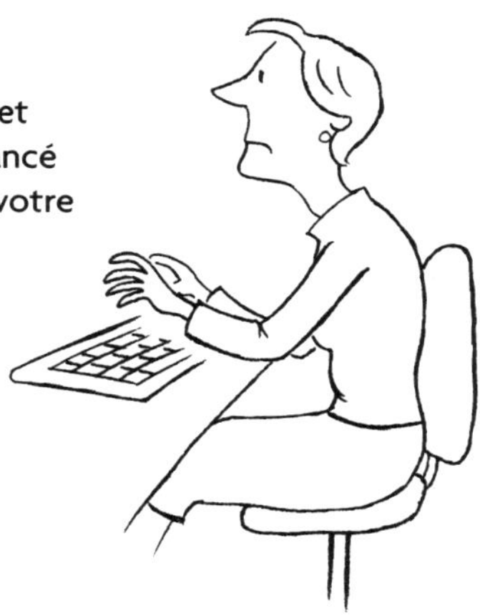

Sans en avoir conscience, vous contractez peut-être votre cou et penchez votre tête en arrière. Si votre cou est crispé, votre menton s'allonge vers l'avant et vous compressez votre colonne vertébrale. Vous êtes probablement tellement habitué à cette posture que cela vous semble totalement normal. S'asseoir bien droit est une habitude, mais ce n'est pas la bonne façon de s'y prendre et cela demande plus d'effort ; soyez donc attentif à la façon dont vous équilibrez votre tête sur votre cou.

Les exercices

Exercice 1

Commencez par vous asseoir sur une chaise de bureau ou à une table (mais pas dans votre fauteuil préféré). Imaginez une corde attachée à votre tête et dirigée vers le plafond (la corde ne doit pas se situer en haut de la tête mais un peu plus bas – voir illustration suivante).

Imaginez maintenant qu'un marionnettiste tire sur la corde pour vous étirer doucement vers le haut, le sommet arrière de la tête en premier. Au moment où il tire, votre cou commence à s'allonger. Cela vous aide à prendre conscience des muscles qui se situent à l'arrière de votre cou et qui doivent être détendus.

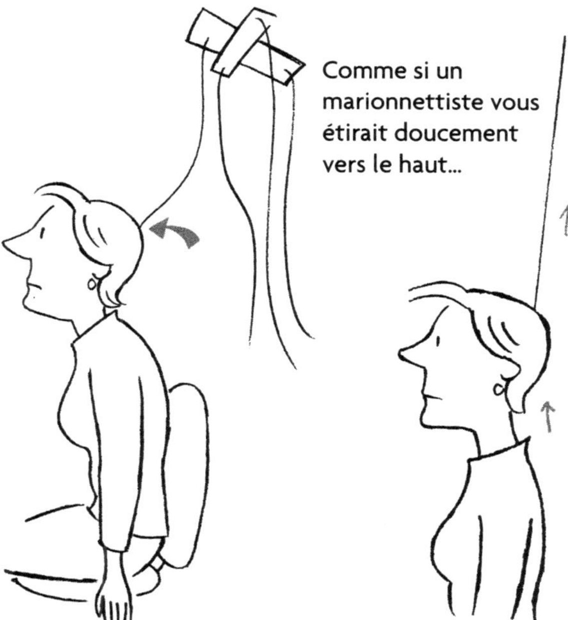
Comme si un marionnettiste vous étirait doucement vers le haut...

Au fur et à mesure que les muscles de votre cou se libèrent et s'allongent, votre nuque se détend et lorsque la ficelle est tirée vers le haut, votre menton et votre front glissent légèrement vers l'avant.

En imaginant un marionnettiste faire le travail, vous ne contractez pas votre cou ni ne le contraignez, mais vous adoptez au contraire des postures plus naturelles. Plus vous décontractez votre nuque, plus elle s'allonge. Les muscles se crispent lorsque vous les contractez, et s'allongent lorsque vous les détendez.

Lorsque les muscles de votre cou se détendent et s'allongent, votre tête, votre cou et votre dos se réalignent et vous retrouvez votre équilibre naturel.

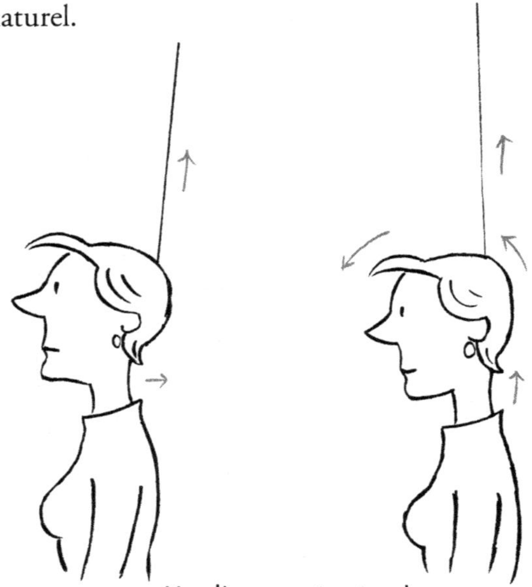

Un alignement naturel

Exercice 2

Procurez-vous deux miroirs, un miroir à main et un miroir plus grand. Tournez le dos au grand miroir et utilisez le miroir à main pour observer le comportement de votre nuque.

Maintenant, repensez aux illustrations de l'exercice 1. Vous constaterez que si vous ne contractez pas votre cou mais le libérez vers le haut, il se détend au niveau du col, votre tête glisse légèrement vers l'avant (comme s'il y avait plus de poids au niveau de votre front) et, alors que les muscles de votre cou continuent de se relâcher, vous voyez votre nuque s'élargir. Vous remarquerez également que plus vous pensez à libérer les muscles de votre cou (au lieu de les contracter pour vous « tenir droit »), plus votre colonne et votre cou s'allongent. Cet exercice d'observation et d'apprentissage est vraiment très utile.

Le principe

Votre tête pèse environ cinq kilos. Nous sommes tellement habitués à ce poids que nous ne le remarquons pas. La prochaine fois que vous serez

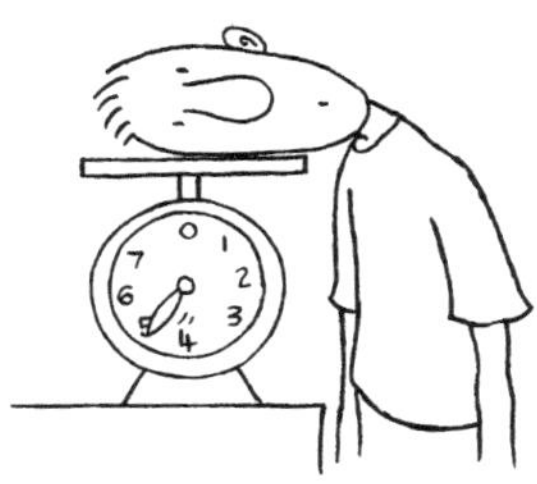

au supermarché, prenez cinq kilos de sucre : c'est ce que votre cou doit porter tous les jours.

Votre tête repose sur le haut de votre colonne vertébrale. Elle s'équilibre sur l'articulation atlanto-occipitale, l'articulation la plus haute de votre colonne vertébrale, à l'intérieur de votre tête. Cette articulation se situe certainement plus haut dans le squelette que vous ne l'imaginez.

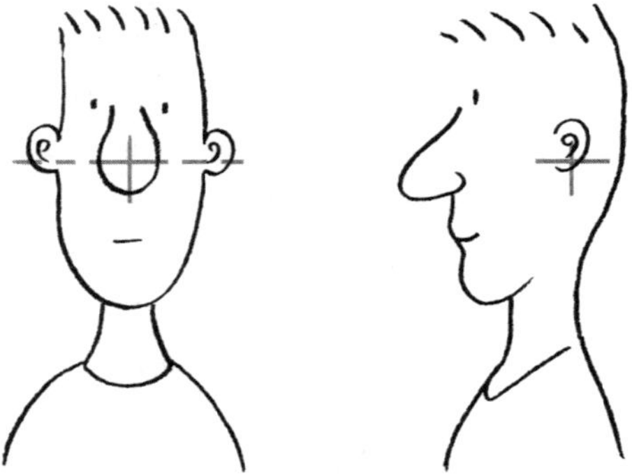

L'avant de votre tête est plus lourd que l'arrière. Lorsque votre tête est parfaitement équilibrée, ce poids supplémentaire amène votre front légèrement vers l'avant, au niveau du pivot, l'articulation atlanto-occipitale.

Dans la vie de tous les jours, la plupart d'entre nous ont tendance à soutenir leur tête de façon déséquilibrée : le menton en avant, le cou compressé qui encaisse tout. Pour voir ce qui ne va pas, il faut préciser que deux couches de muscles interviennent dans la tête, le cou et la nuque. L'une de ces couches est la musculature externe, l'autre la musculature interne, posturale. Il n'est pas nécessaire de contracter les muscles externes pour équilibrer la tête lorsque nous nous tenons normalement droit (assis ou debout). Si nous contractons ces muscles externes, nous faisons un effort inutile, néfaste et stressant. C'est à la musculature posturale interne de faire le travail. Dans l'exercice 2, relâcher les muscles externes du cou afin que la tête puisse se détendre légèrement vers l'avant et le haut est exactement ce qui permet aux muscles posturaux de travailler sans être gênés.

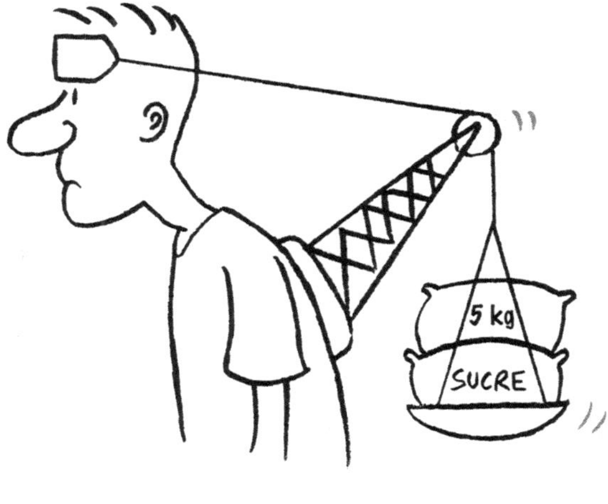

Lorsque nos muscles se détendent, ils s'allongent. Si les muscles de votre cou sont détendus, vous gagnez un peu en hauteur. Lorsque vous laissez le haut de votre tête se relâcher, celle-ci penche légèrement vers l'avant et votre cou, qui était tendu, se décontracte et se redresse. Quand la pression retombe, votre cou et la totalité de votre colonne vertébrale s'allongent et se réalignent. Garder votre tête en équilibre demande alors moins d'effort. Vous êtes détendu, plus grand, vous avez l'air plus élancé et vous vous sentez déjà mieux.

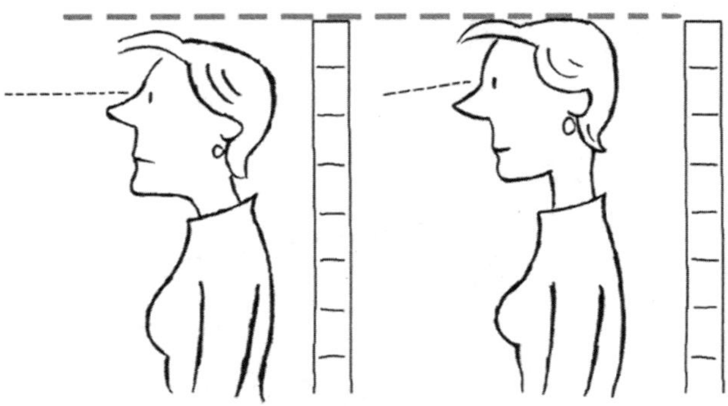

Votre cou se redresse lorsqu'il est détendu.

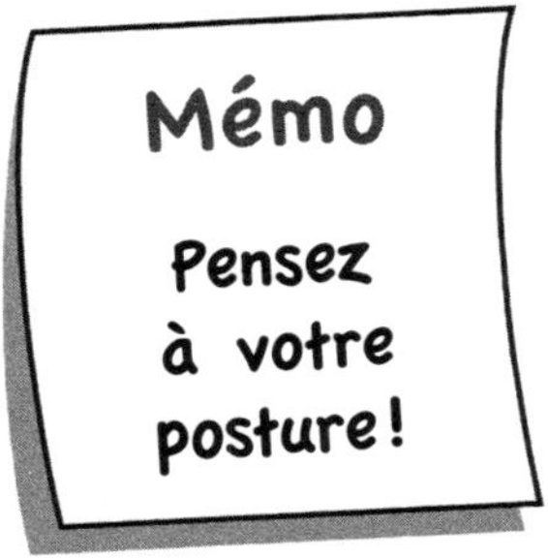

Réorganisez votre vie

Si vous travaillez devant un ordinateur, il est important que l'écran soit à la bonne hauteur. Vous le saviez déjà, sauf qu'il y a maintenant un nouveau facteur à prendre en compte.

Une fois que vous avez étiré votre cou, votre front penche légèrement vers l'avant et le niveau de vos yeux n'est plus le même. Cela peut vous sembler très inhabituel, comme si vous essayiez de regarder à travers vos cils. Il vous faudra un peu de temps pour vous y habituer.

Si auparavant votre écran était bien positionné (et ce n'est même pas certain), vous sentez maintenant que vous avez besoin de le baisser.

Avant de commencer à déplacer l'écran, faites un essai avec un livre. Ouvrez le livre, puis tenez-le à bout de bras à la hauteur actuelle de votre écran.

Concentrez-vous sur un mot ou une phrase, puis abaissez le livre en même temps que vous étirez votre cou. Vous trouverez alors la position la plus confortable pour lire. C'est là que votre écran doit se situer.

Au passage, cela ne signifie pas que votre tête doit être verticale en permanence. Vous pouvez bouger votre tête pour regarder autour de vous, mais assurez-vous qu'elle revienne toujours à la verticale, en position de repos. En relâchant les muscles de votre cou et en gardant la tête équilibrée, il est facile de la mouvoir naturellement lorsque cela est nécessaire – exercez-vous dès maintenant pour le chapitre 8 !

CHAPITRE 4

Rechargez vos batteries

Le problème

Fatigue, manque de dynamisme, ossature pesante, l'impression d'un lundi matin qui dure toute la semaine…

Vous ne le réaliserez probablement que si votre dos vous fait mal, mais cette sensation de fatigue provient certainement de votre colonne vertébrale.

Outre la nuit, combien de fois par jour vous allongez-vous ? La colonne vertébrale d'une personne a en théorie besoin d'être en position allongée pendant vingt minutes, deux fois par jour – une fois à l'heure du déjeuner, puis cinq heures plus tard.

L'exercice

Vous aurez besoin, pour vous allonger, d'un sol propre, dégagé, chaud et confortable. Il vous faudra également quelques livres ou magazines pour soutenir votre tête, et, idéalement, vingt minutes (bien que cinq soient déjà bénéfiques). Tous les bureaux n'ont pas un espace au sol dégagé, mais vous trouverez toujours une solution – une salle de réunion ou le bureau du directeur ! Ne soyez pas timide, il est important de faire cet exercice en milieu de journée.

Allongez-vous sur le dos, votre tête reposant sur la pile de livres et vos genoux pointant vers le plafond.

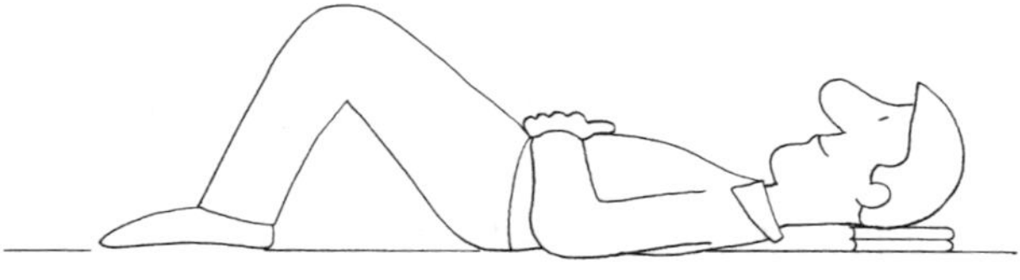

Votre tête est soutenue par les livres et votre cou est au-dessus du sol. Le point de contact avec les livres est l'endroit le plus bas et le plus plat de votre crâne, juste en dessous de la bosse de l'occiput (la protubérance osseuse à l'arrière de votre tête – voir annexe 1).

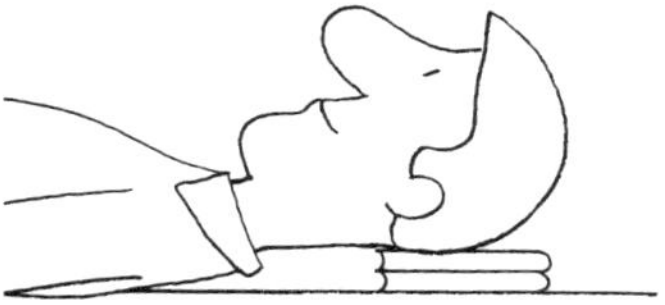

Ajustez la hauteur de la pile pour que votre tête, votre cou et votre dos soient alignés. S'il y a trop peu de livres, votre menton sera dirigé vers le plafond, et s'il y en a trop, il sera écrasé contre votre gorge. Les livres doivent soutenir votre tête de telle façon que le menton soit un peu penché vers votre poitrine, avec une légère pente du front vers le menton.

Une bonne astuce consiste à maintenir votre nuque parallèle au sol. Pour le vérifier, faites passer trois ou quatre doigts entre votre cou et le sol afin de prendre la mesure de la hauteur de la pile de livres pour la prochaine fois.

Vos coudes doivent être sur le sol, aussi loin que possible de vos côtes, et les paumes de vos mains reposent sur votre corps, en dessous de la cage thoracique. Détendez vos poignets et ressentez le poids de vos mains sur votre corps. Prenez votre temps pour sentir la tension quitter vos poignets.

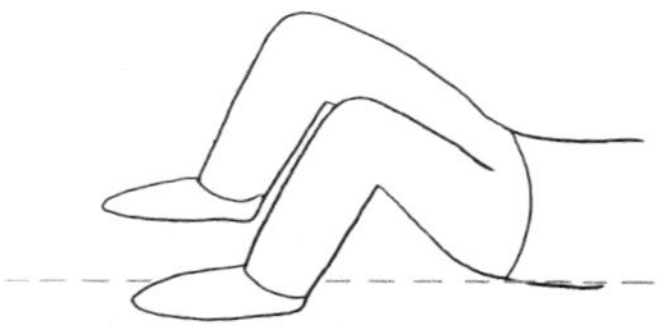

Placez vos pieds aussi près que possible de vos fesses, de manière confortable, sans effort. Alignez l'intérieur de vos pieds avec le bord de vos hanches.

Vos genoux pointent vers le plafond. Détendez les muscles de vos jambes pour que vos rotules soient au-dessus de vos petits orteils ; si vous êtes trop tendu, vos genoux vont se rapprocher l'un de l'autre et vos rotules seront alors au-dessus de vos gros orteils. C'est un point subtil mais aussi un bon indicateur de la façon dont vos muscles sont détendus. Comme pour vos poignets, prenez votre temps.

Lorsque vos genoux ont atteint leur point d'équilibre, vous les sentirez peut-être trembler légèrement. C'est normal, cette sensation disparaîtra avec la pratique. Vous êtes en train d'apprendre une méthode élaborée pour trouver votre équilibre.

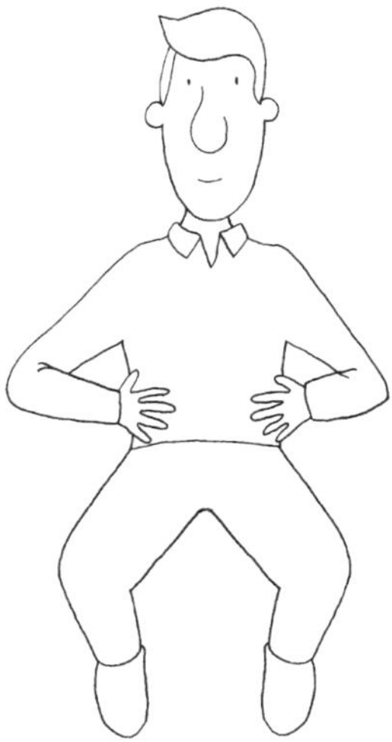

Détendez vos chevilles et concentrez-vous sur la plante de vos pieds. Si vos jambes sont bien équilibrées, le poids se répartira sur le pourtour de vos pieds, comme pour former une empreinte parfaite, et non sur la voûte plantaire. Maintenant, vous pouvez commencer !

Pour ressentir le moment présent et être plus proche de vos sensations : écoutez. Absorbez les sons autour de vous comme pour vous les approprier. Certains sons proviendront de la pièce, autour de vous ; d'autres, de l'extérieur ; d'autres encore de vous-même, comme votre respiration.

Maintenant, pensez à détendre votre colonne vertébrale et à allonger et élargir votre corps. Ressentez le soutien du sol en dessous de vous et imaginez-vous en train de vous enfoncer doucement dans le sable, votre corps formant une empreinte aussi grande et large que possible. Plus vous vous décontracterez, et plus vous serez en contact avec la surface sur laquelle vous reposez.

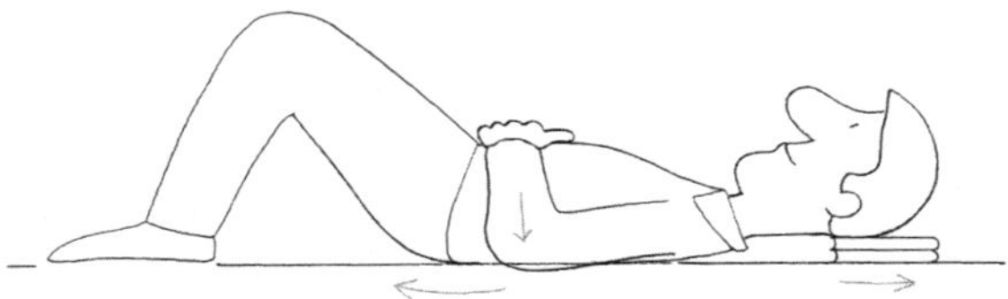

Si vous avez du mal à visualiser tout cela, voici un conseil utile : une fois au sol, demandez-vous comment vous savez que vous êtes allongé sur du carrelage ou sur un tapis. Bien sûr, vous aurez vu la surface avant de vous y installer, mais maintenant, comment savez-vous que les livres sous votre tête sont durs et que le tapis est doux ? Qu'est-ce qui vous dit que la texture est différente ? Quelle est la température sous vos pieds comparée à celle que vous ressentez sous votre corps et sous votre tête ? Toutes ces questions vous aideront à prendre conscience de vos sensations en concentrant vos pensées sur ce que vous ressentez à ce moment précis.

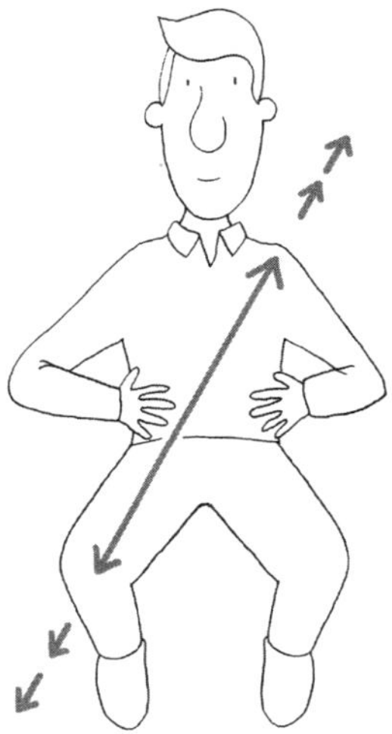

Toujours en position semi-couchée (le dos et les pieds à plat au sol et les jambes fléchies), vous pouvez étendre cette technique à d'autres exercices pour compléter le travail efficace dont profite déjà votre dos. Essayez ainsi de visualiser une ligne reliant deux articulations de votre corps, par exemple votre genou droit et votre épaule gauche. Imaginez que cette ligne s'allonge au fur et à mesure que vos muscles se détendent.

Maintenant, reportez votre attention sur votre poignet droit et votre épaule gauche. À nouveau, visualisez la ligne qui s'allonge entre eux.

Travaillez de cette manière sur tout votre corps, sans oublier les nombreuses articulations de vos pieds et de vos mains, ainsi que les vingt-quatre articulations de votre colonne vertébrale. Peu importent les articulations que vous étirez (elles peuvent être proches, opposées) : le bénéfice est le même.

Et si des collègues vous demandent ce que vous faites, vous pourrez toujours leur répondre à juste titre : « Je travaille ! »

Le principe

Les disques de votre colonne vertébrale jouent un rôle essentiel pour isoler vos vertèbres des traumatismes physiques (l'impact des déplacements quotidiens). Les disques agissent comme des éponges qui absorbent le liquide cérébro-spinal pour amortir efficacement les chocs.

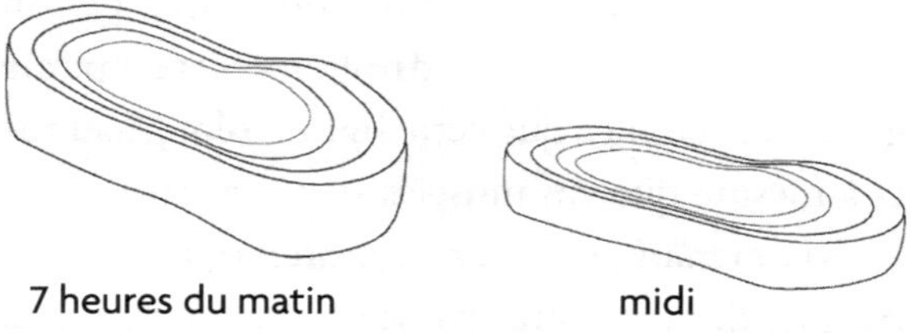

Après cinq heures debout, il faut les mettre au repos afin qu'ils conservent leur élasticité. Sans cette étape, après cinq heures de plus, les disques auront été encore plus compressés, auront perdu de leur fluide et seront bien en dessous des conditions optimales. Ils seront alors beaucoup moins élastiques qu'au réveil. C'est une des raisons pour lesquelles beaucoup de gens se tassent au cours de la journée.

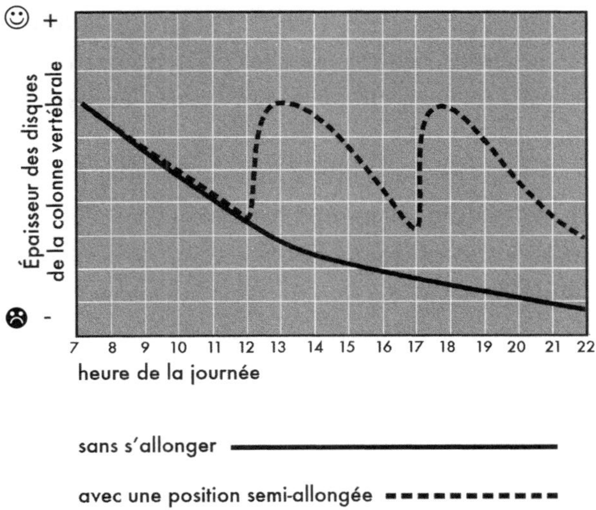

Au cours d'une journée de travail classique, que faisons-nous ? Nous passons des heures au bureau, assis en réunion, dans un véhicule ou encore debout. Tant que nous restons à la verticale, ce processus essentiel de rechargement des disques ne peut pas se produire.

Allongez-vous en position semi-couchée comme décrit précédemment (dos et pieds au sol, jambes fléchies) et trois étapes vont alors se succéder.

Premièrement, sur le plan mécanique, les disques absorbent le fluide dont ils ont besoin et sont ainsi plus à même de réaliser leur mission essentielle le long des vertèbres : former un tunnel protecteur pour la moelle épinière à partir de laquelle les nerfs circulent dans toutes les parties du corps pour les relier au cerveau.

Deuxièmement, allongé dans cette position et en utilisant le sol comme référence, vous pouvez sentir à quel endroit votre dos est trop creusé (voir figure A).

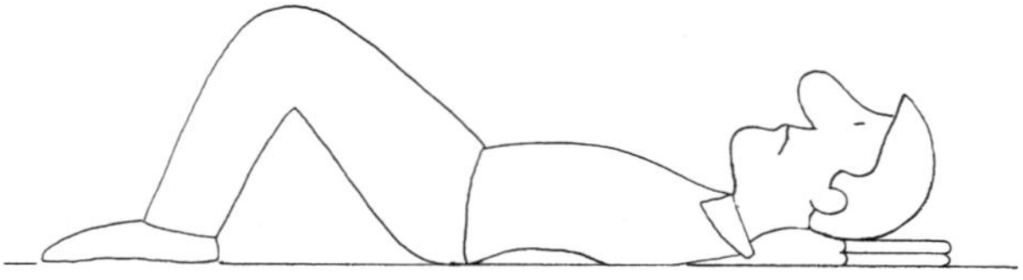

Figure A

Votre colonne vertébrale est naturellement légèrement incurvée pour être résistante et élastique, mais suffisamment peu pour que votre dos puisse reposer à plat sur le sol lorsque vous genoux sont levés.

Plus votre corps est en contact avec le sol, plus vous êtes détendu. À l'inverse, si vous êtes tendu, votre dos va se cambrer. La pile de livres vous aide à réaligner votre tête, votre cou et votre dos.

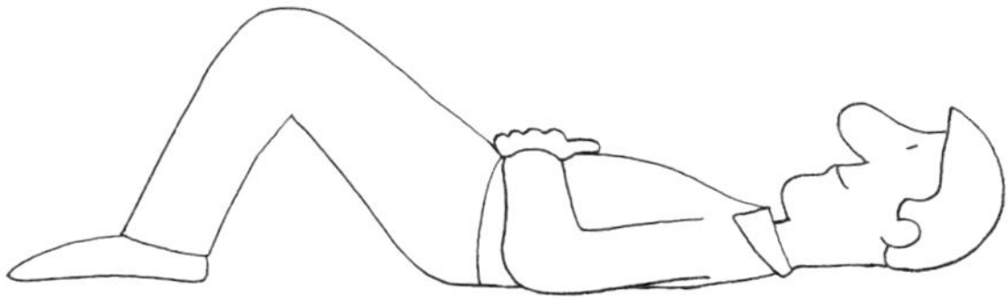

Figure B

Tournez ce livre à quatre-vingt-dix degrés pour visualiser verticalement le personnage allongé sur la figure B, et vous verrez comment votre dos devrait être positionné lorsque vous êtes assis (voir chapitre 5).

Enfin, dans un troisième temps, lorsque vous vous relèverez, que vous aurez réaligné votre tête, votre cou et votre dos, que vous aurez étiré votre corps et reposé les disques de votre colonne vertébrale, vous vous sentirez beaucoup mieux, plus détendu et concentré. D'ailleurs, vous serez également plus grand ! La combinaison des effets de la recharge de vos disques et de l'étirement de vos muscles peut vous faire gagner jusqu'à 3 cm. Tous les disques se rechargent lorsque vous travaillez à libérer les tensions de vos muscles. Ainsi, vous travaillez et vous vous détendez en même temps.

Au fur et à mesure que vous apprendrez à vous défaire de vos tensions musculaires, vous vous tasserez moins durant la journée et aurez donc moins de centimètres à récupérer durant l'exercice. Sur le plan mécanique, ces bénéfices sont importants pour le bien-être de votre colonne vertébrale, et donc pour votre propre bien-être. Rappelez-vous que vos disques ont besoin d'être régulièrement rechargés.

Mémo

Allongez-vous et rechargez vos batteries !

Réorganisez votre vie

Trouver à la fois un moment et un endroit pour s'allonger n'est pas évident, mais réalisable. La place à la maison ne manque généralement pas et, au travail, vous pouvez toujours trouver un endroit où vous allonger. En ce qui concerne le moment, au lieu de faire une pause-café, faites une pause « recharge » – les bénéfices n'en seront que plus importants.

Maintenant que vous avez compris les principes et ressenti les effets de cet exercice, vous allez être d'autant plus motivé pour lui accorder une part importante de votre quotidien. Ne manquez pas de le noter dans votre agenda ou votre emploi du temps. Il vous permettra de vous valorisez vous-même, d'améliorer vos performances personnelles, et vos collègues y seront sensibles.

Vous en tirerez également des bénéfices si vous pouvez programmer une session avant de gérer un événement stressant ou contraignant comme une réunion importante, surtout si vous n'en avez pas fait depuis longtemps. Vous vous sentirez mieux et plus à même de relever le défi.

Assurez-vous que votre planning vous laisse le temps de travailler sur vous-même.

CHAPITRE 5

Êtes-vous bien assis ?

? Le problème

Beaucoup d'entre nous s'asseyent mal. Fatigue, lombalgies, douleurs sciatiques, faiblesse respiratoire, digestion difficile, mauvaise circulation sanguine et problèmes de disques lombaires : tous ces symptômes résultent d'une mauvaise façon de s'asseoir. Cette position inflige trois fois plus de contraintes à votre colonne vertébrale que lorsque vous vous tenez debout (d'ailleurs, mieux vaut éviter de rester longtemps debout... nous en reparlerons au chapitre 10).

Les exercices

Exercice 1

La plupart d'entre nous ne savent pas comment s'asseoir. Cela requiert de la pratique. S'asseoir de manière plus équilibrée et moins contraignante vous semblera peut-être tellement curieux, et utilisera vos muscles du dos d'une manière tellement différente, que vous trouverez cela inconfortable au premier abord.

Trouvez une chaise dont le siège est aussi ferme que possible – ce qui compte, c'est ce sur quoi vous vous asseyez, le siège, et non le dossier de la chaise. Le siège doit être horizontal ou, idéalement, légèrement penché vers l'avant (jamais l'inverse).

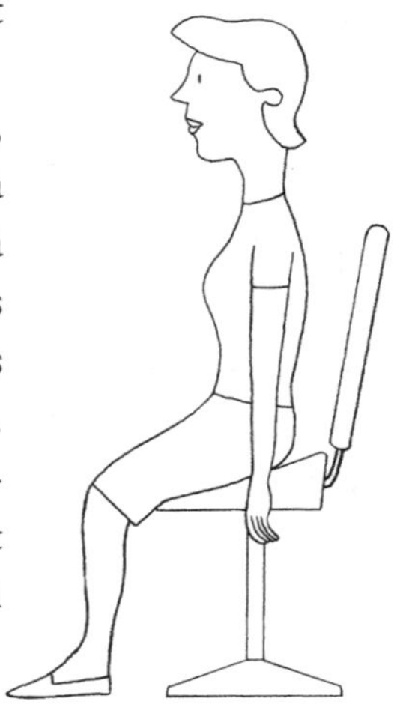

Lorsque vous êtes assis, vos jambes doivent être à angle droit par rapport à votre corps ou, mieux, vos hanches doivent être plus hautes que vos genoux. Vos pieds doivent être éloignés l'un de l'autre, à plat sur le sol dans une position confortable.

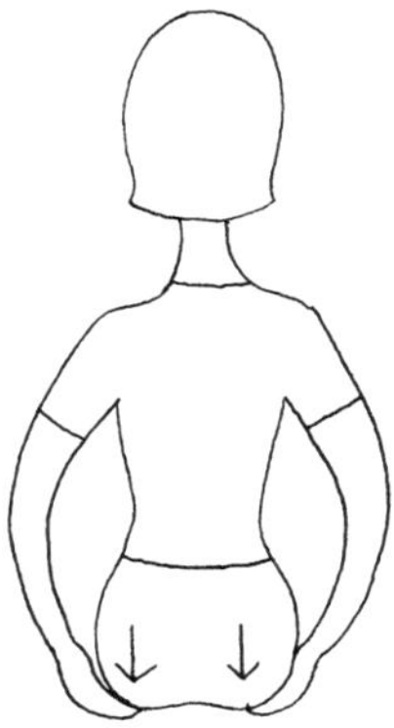

Prenez conscience des os sur lesquels vous vous appuyez en mettant vos mains sous vos fesses, paumes vers le haut et en vous asseyant dessus (voir illustration). Vous sentez plus nettement les os situés à l'arrière de vos fesses.

Maintenant, retirez vos mains. Laissez le poids de votre torse peser et s'équilibrer pleinement sur ces os – considérez-les comme des petits « pieds » à l'intérieur de votre fessier.

Glissez la main le long de votre colonne vertébrale jusqu'à ce que la paume se trouve au niveau du sacrum et que votre majeur repère le coccyx (voir « Quelques notions d'anatomie » en annexe 1). Laissez la totalité de cette zone s'affaisser en relâchant vos muscles. Vos fesses s'élargissent vers l'extérieur, comme un éventail qu'on ouvrirait tête en bas. Vous commencez alors à sentir pleinement les os de votre bassin en contact avec la chaise. Cela vous semblera inhabituel, surtout si vous pensez que s'asseoir correctement consiste, comme en classe, à contracter ses muscles pour être droit comme un I.

Sentez votre coccyx s'affaisser.

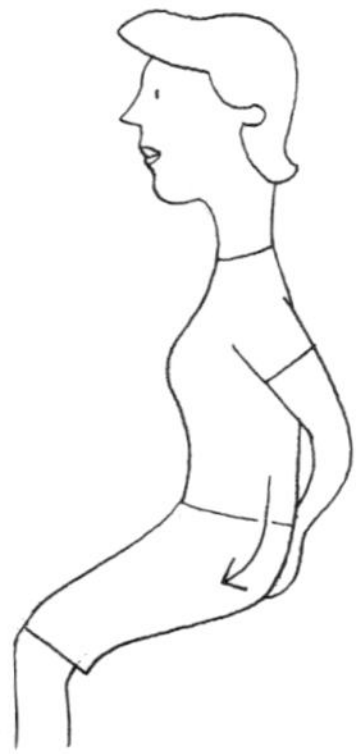

Vous pouvez réellement sentir les tensions disparaître de votre dos au fur et à mesure que votre coccyx s'affaisse. Si votre dos est avachi, c'est parce que vous oubliez d'allonger le cou et de laisser votre tête pencher légèrement vers l'avant et le haut (comme expliqué au chapitre 3). Le relâchement des tensions musculaires et l'alignement de votre tête, de votre cou et de votre dos sont indispensables pour être assis confortablement.

Pensez à allonger simultanément votre cou et votre coccyx de part et d'autre de votre colonne vertébrale.

Toutefois, même si on peut croire que détendre son dos consiste à s'avachir, la façon dont vous tenez votre tête est importante car elle s'équilibre au sommet de la colonne vertébrale que vous êtes en train d'étirer.

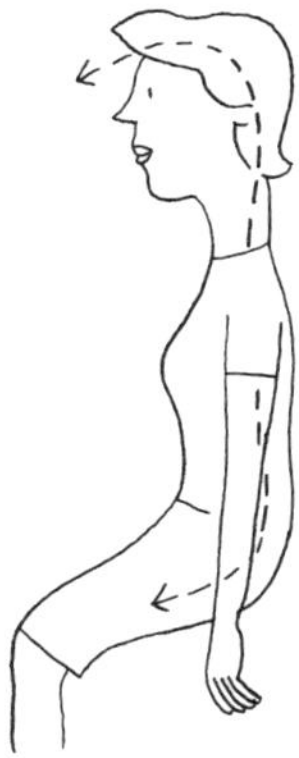

Cou et coccyx doivent s'allonger ensemble.

Exercice 2

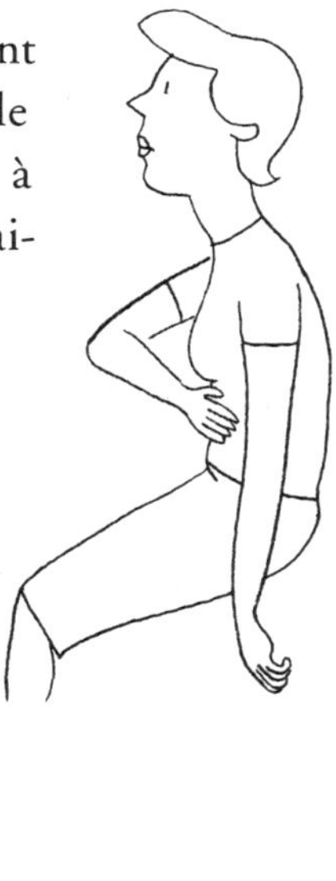

Placez une main sur le devant de votre corps, juste sous le sternum. Autorisez votre dos à se remettre comme vous le faisiez avant d'apprendre à vous asseoir correctement. Sentez comme cela compresse la zone intestinale. Faut-il encore s'étonner si nous avons des problèmes d'estomac lorsque nous sommes dans de mauvaises positions ?

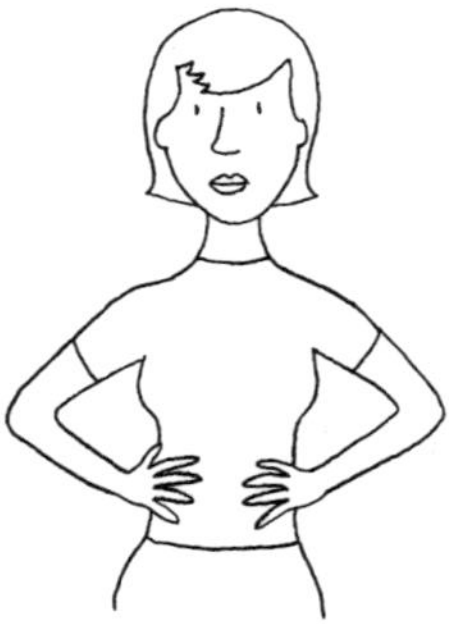

Maintenant, essayez ceci : placez vos mains sur les côtés de votre corps en recouvrant l'espace compris entre les côtes les plus basses et le haut du bassin.

Plus il y a d'espace, mieux c'est. Si vous remarquez qu'il y a moins d'espace d'un côté que de l'autre, c'est peut-être que vous avez une position assise asymétrique. Pour corriger cela, considérez votre tête et votre colonne vertébrale comme un fil à plomb qui traverse votre corps ; n'oubliez pas que vous devez être assis de manière égale sur les deux os de votre bassin.

Exercice 3

Maintenant, concentrez-vous sur vos jambes et vos pieds. Le sol constitue également une zone importante de soutien lorsque vous êtes assis. Si vos jambes sont stables et que vos pieds reposent bien par terre, vos genoux s'écarteront légèrement du centre. Pensez

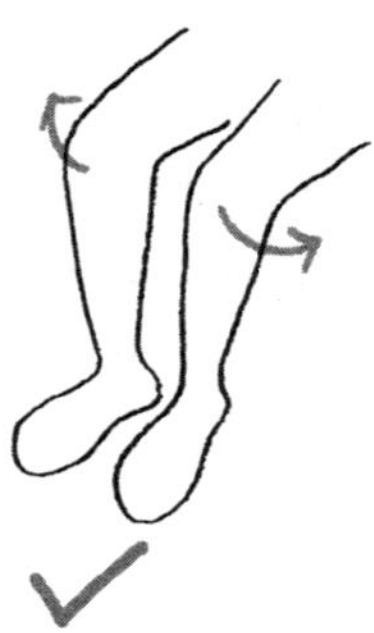

au positionnement de vos genoux par rapport à vos orteils : quand vous êtes bien assis, les rotules doivent se trouver au-dessus des petits orteils, et non des gros.

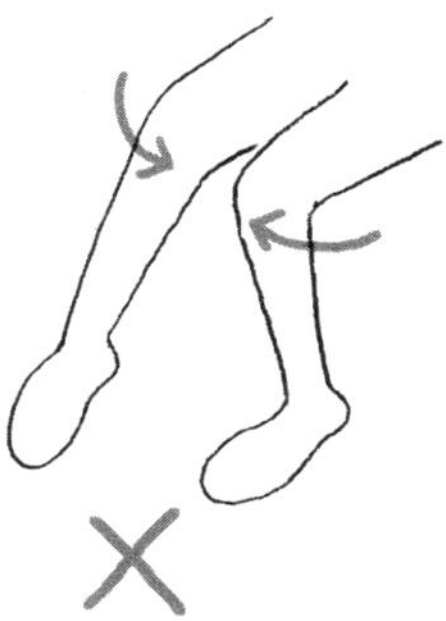

Essayez de serrer vos jambes l'une contre l'autre comme si vous vouliez tenir une bouteille de champagne entre vos genoux, puis relâchez, et vous remarquerez que vos genoux s'éloignent naturellement l'un de l'autre.

Vous aurez peut-être besoin de détendre vos chevilles pour permettre à la plante de vos pieds de rester totalement en contact avec le sol.

Maintenant que votre torse est soutenu par la chaise, vos pieds soutenus par le sol et votre tête équilibrée, vous êtes vraiment assis confortablement.

Le principe

S'asseoir est un geste qui sollicite le corps tout entier. Votre tête et votre bassin s'équilibrent l'un l'autre, mais ils peuvent mal le faire comme le montrent ces dessins.

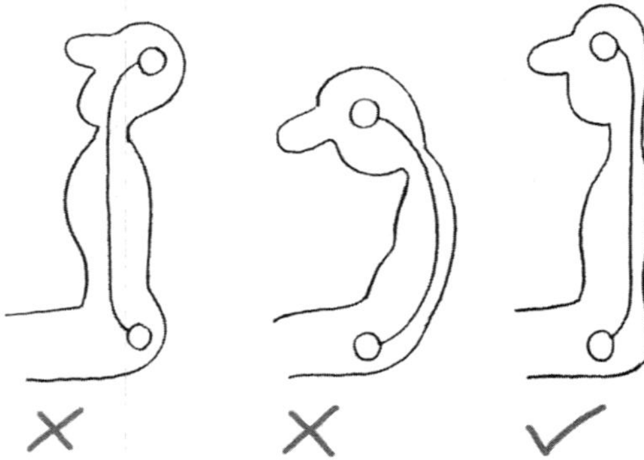

Même en étant assis correctement, votre colonne vertébrale subit trois fois plus de contraintes que lorsque vous êtes debout. Tout autour de vos articulations se trouvent des mécanismes régulateurs qui peuvent contracter vos muscles si vous êtes en déséquilibre. Si vous cessez de lutter contre la gravité et retrouvez votre équilibre, vous les utiliserez moins et ferez donc moins d'efforts.

Les os sur lesquels on s'assied, situés dans la partie inférieure du bassin, sont deux balanciers qui permettent d'équilibrer le poids du torse lorsqu'on est assis. Si vous l'êtes correctement, le poids de votre tête est réparti tout le long de votre colonne vertébrale. Lorsque nous sommes mal assis, ce poids tombe directement sur la région lombaire.

C'est l'une des causes principales du glissement des disques et la raison pour laquelle cela se produit à peu près toujours dans cette région de la colonne vertébrale. Vous vous faites autant de mal en vous asseyant dans une position tendue et raide (figure B) qu'en étant avachi (figure A).

Raide ou avachi, la douleur est la même pour la colonne.

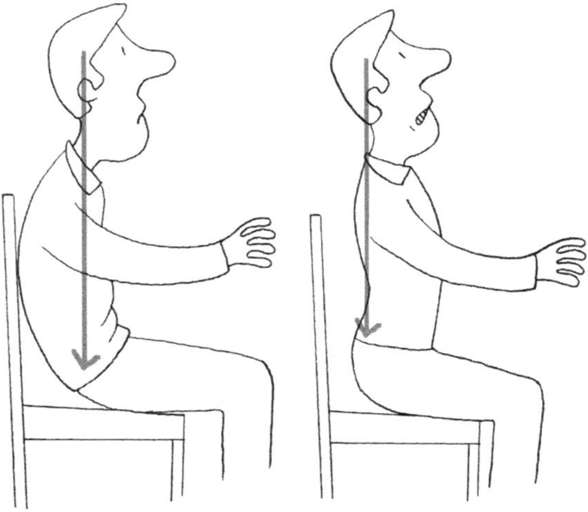

Figure A   Figure B

Cette position (figure C) n'est ni avachie ni rigide : elle est équilibrée.

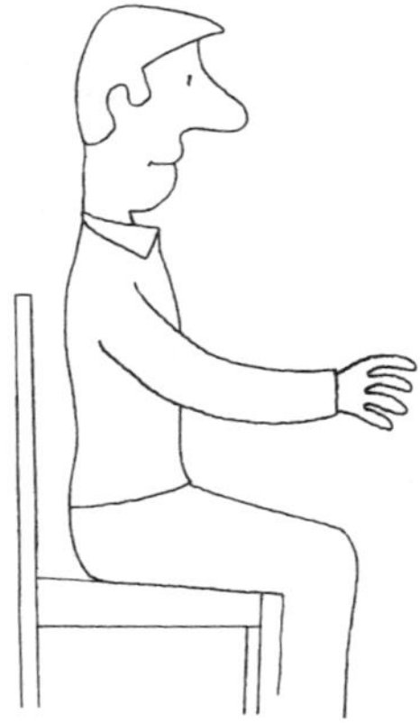

Figure C

Une fois que vous serez habitué à cette sensation d'équilibre en position assise, vous serez détendu, à l'aise et plus heureux pour longtemps.

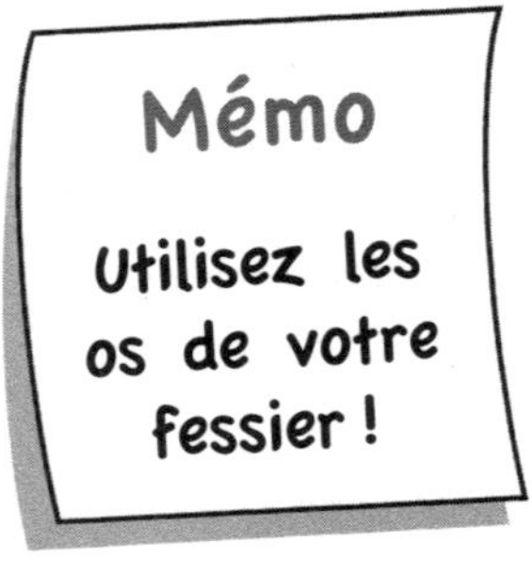

Réorganisez votre vie

Assurez-vous que la hauteur de votre chaise soit correcte : vos mollets doivent être verticaux, vos cuisses horizontales ou légèrement inclinées des hanches vers les genoux, et vos pieds doivent être complètement à plat sur le sol.

Si votre chaise n'est pas adaptée, changez-la ! Faites l'acquisition d'un coussin spécifique (ou réalisé à partir d'un bloc de mousse dure) pour relever légèrement vos hanches par rapport à vos genoux. Vous aurez peut-être également besoin de modifier la hauteur de votre bureau.

Si le rembourrage de votre siège est très mou (ou si vous glissez légèrement vers l'arrière), asseyez-vous sur le bord pour bien placer votre bassin (si votre chaise est pourvue de roulettes, veillez à installer des protège-tapis pour éviter qu'elle recule).

Il faut que la surface de votre chaise vous soutienne : si elle est trop souple, fabriquez-vous un coussin rigide à partir de contreplaqué recouvert d'un tissu doux. N'oubliez pas que c'est le sol et votre chaise qui doivent supporter votre poids. Si vous n'acceptez pas ce principe, vous continuerez à contracter vos muscles en étant assis.

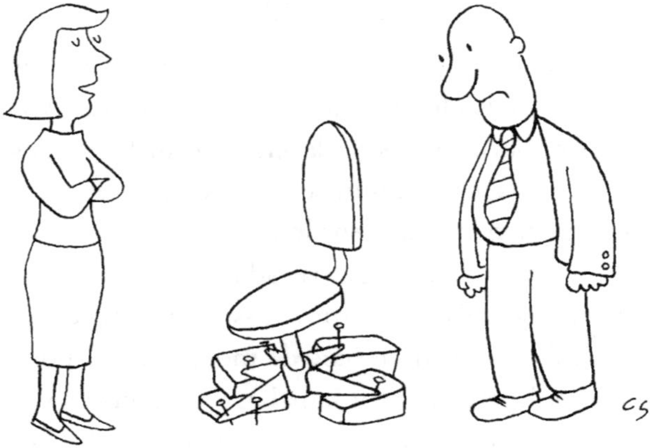

« Ce n'est peut-être pas très élégant, mais regarde comme j'ai meilleure allure quand je suis assise. »

CHAPITRE 6

Sur votre chaise

Le problème

Dans le chapitre précédent, nous avons étudié les problèmes liés à la position assise. Lorsque vous êtes actif, ces problèmes sont exacerbés (en particulier dans le bas du dos). Se pencher vers l'avant pour taper au clavier, écrire, lire, se lever et s'asseoir : les effets se cumulent.

En utilisant le travail réalisé dans le chapitre précédent, allez plus loin et prenez le contrôle de votre chaise !

Les exercices

Exercice 1

Vous pouvez le faire assis à votre bureau ou à une table, ou en imaginant qu'il y en a une en face de vous. Cet exercice devrait vous prendre au moins cinq minutes, ne vous précipitez pas.

Nous allons réaliser le mouvement que vous faites pour vous pencher en avant lorsque, par exemple, vous voulez manger, écrire ou travailler sur votre bureau. Laissez reposer vos mains sur vos cuisses, paumes vers le haut. Pour l'instant, concentrez-vous sur votre tête, votre colonne vertébrale et le bas de votre corps.

Asseyez-vous sur une chaise aussi ferme que possible. Vos jambes doivent être à angle droit par rapport à votre corps – ou, mieux, les hanches légèrement plus hautes que les genoux –, votre bassin doit être en contact avec le siège de la chaise, vos pieds posés à plat sur le sol, les genoux et les chevilles détendus, la tête bien équilibrée au sommet de votre colonne vertébrale.

Vérifiez bien la position de vos hanches. C'est important, car elles ne sont certainement pas là où vous le pensez. Le bord de votre bassin est la zone du corps qui vous permet de garder votre pantalon en place. Vos hanches sont plus bas : il s'agit des protubérances osseuses tout en haut de vos jambes sur l'extérieur.

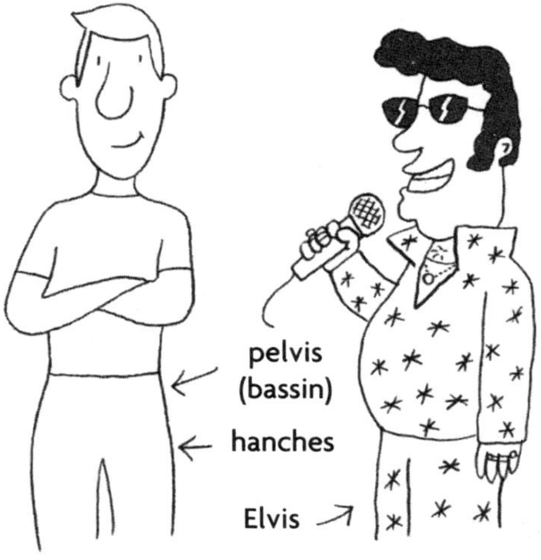

Vos hanches sont les charnières qui permettent à votre corps assis de pivoter vers la table ou le bureau. Vous allez basculer légèrement sur vos hanches, votre torse et votre colonne vertébrale agissant comme un seul membre.

Maintenant vous êtes prêt à bouger. Travaillez cet exercice très lentement, en faisant des pauses pour organiser votre mouvement. Le but est que le corps reste détendu, aligné, étiré et entièrement équilibré.

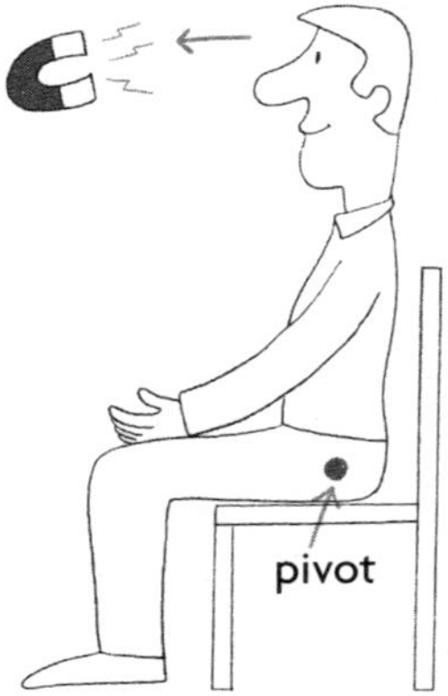

Imaginez que votre front est attiré vers votre bureau. Vous êtes entraîné vers l'avant mais votre tête, votre cou et votre dos bougent en un seul ensemble : cette image initiera le mouvement et permettra à votre torse de se laisser aller lentement vers l'avant.

Au fur et à mesure que vous avancez, vous libérez votre cou et votre dos de la tension. Ce qui nous intéresse ici, c'est de conserver l'étirement et la décontraction que nous avons obtenus dans le chapitre 3.

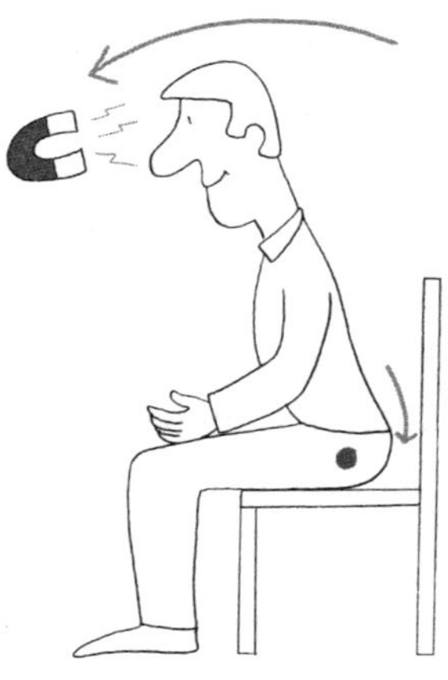

Sentez votre cou s'allonger et le bas de votre colonne vertébrale (le coccyx) s'affaisser doucement jusqu'à ce que vous soyez parvenu à une position de travail confortable. Vos jambes, relâchées, doivent simplement rester stables. Si elles se contractent, détendez vos genoux.

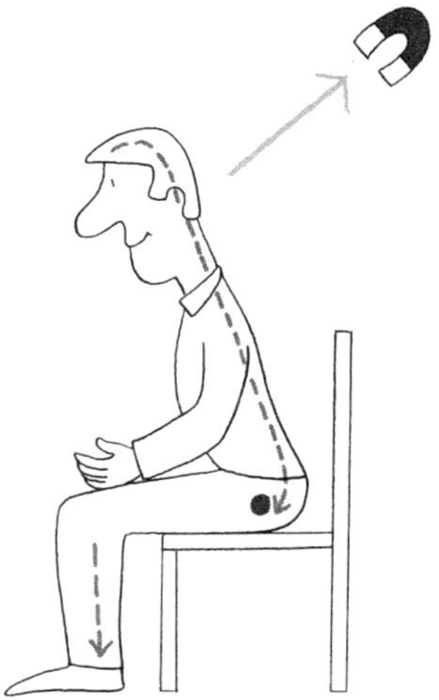

Pour revenir à votre position de départ, faites l'inverse. Imaginez un aimant situé derrière votre tête qui vous attire vers l'arrière et vers le haut, tandis que votre poids repose un peu plus sur votre coccyx. L'effet de contrepoids vous ramène doucement en position assise et droite, toujours en pivotant sur vos hanches.

N'entamez pas ce mouvement en inclinant la tête en arrière et en levant le menton, sinon vous allez compresser votre nuque et cambrer le bas de votre dos.

N'inclinez pas la tête en arrière avec le menton en avant.

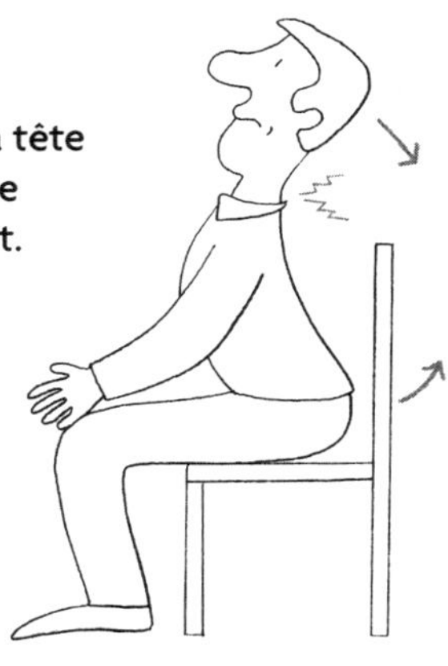

Nota bene : au cours des deux phases de cet exercice, veillez à éviter cette habitude fréquente qui est de pencher le torse, la tête ou les genoux vers la droite ou la gauche.

Cet exercice vise à réapprendre à votre corps à se mouvoir plus facilement et naturellement sans se tordre.

Exercice 2

Il n'y a *a priori* rien de plus simple que de se lever d'une position assise, mais bien évidemment, il existe là encore une autre façon de procéder.

Asseyez-vous sur votre chaise comme dans l'exercice précédent. Soyez particulièrement attentif à l'équilibre de votre tête sur votre cou, à la chaise soutenant votre torse et au sol supportant vos pieds. Pensez à la plante de vos pieds. Même si vous allez en utiliser l'entière surface (sauf la voûte) pour porter votre poids lorsque vous serez debout, environ 60 % de celui-ci sera concentré dans vos talons.

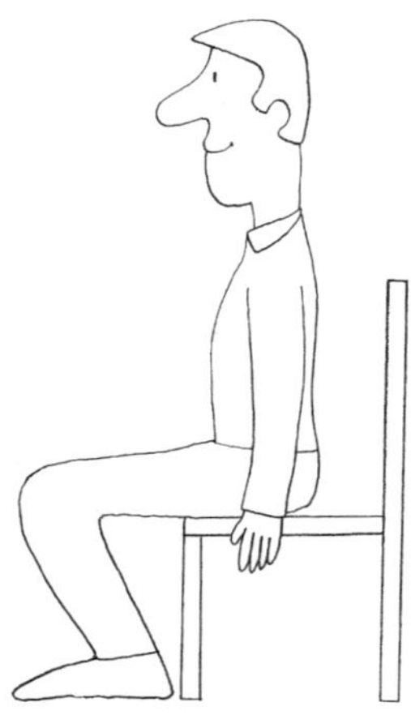

Maintenant, rapprochez-vous du bord de votre siège et ramenez vos pieds vers l'arrière jusqu'à ce que vos talons s'alignent juste derrière vos genoux.

Réfléchissez à ce que vous allez faire. Se relever est une opération qui nécessite de garder un équilibre constant pour quitter un objet de soutien (la chaise) afin de concentrer tout votre poids sur un autre (le sol).

Imaginez que votre front est attiré vers l'avant. En pivotant sur le bassin, votre torse glisse légèrement vers l'avant jusqu'à ce qu'il soit suffisamment au-dessus de vos talons pour que vos jambes puissent se redresser facilement en position debout.

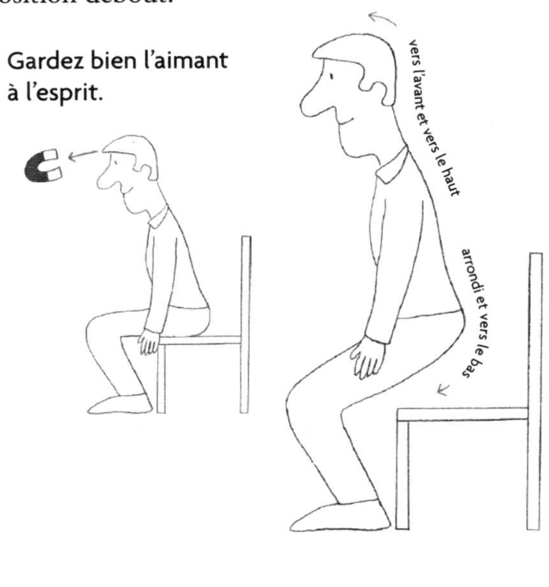

Vous remarquerez alors qu'une erreur courante consiste à démarrer ce mouvement en contractant le cou, la tête ramenée en arrière et le menton lancé vers l'avant, comme pour rechercher de l'air. C'est une tentation difficile à contrer, mais évitez autant que possible de le faire. Sans cette tension, vous vous sentez plus léger et dynamique, tandis que votre tête vous guide vers l'avant et le haut.

Laissez toujours votre coccyx s'affaisser pendant que vous vous levez, votre poids pesant ainsi essentiellement sur vos talons.

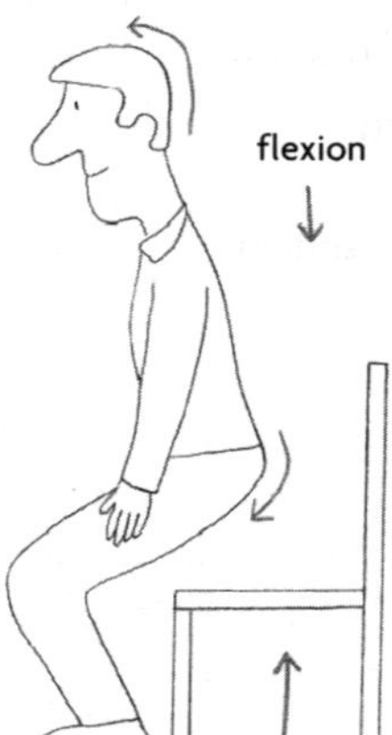

Pour vous asseoir, inversez le processus. Imaginez que vous vous accroupissez, mais que la chaise va interrompre votre mouvement.

Dès que vos fesses atteignent le siège de la chaise, laissez-vous reposer entièrement sur celle-ci, vos pieds bien à plat sur le sol. Vous êtes de nouveau assis confortablement.

Exercice 3

Essayez de vous lever en gardant les yeux fermés. Vous serez plus conscient du maintien de votre équilibre lorsque vous bougez, ce qui est indispensable pour bien se tenir.

Prenez note de la façon dont vous avez bougé. En tenant compte de vos observations, essayez à nouveau de vous lever, cette fois les yeux ouverts, de la même façon, plus sûre et donc plus stable, que lorsque vous aviez les yeux fermés.

Le principe

S'asseoir n'est pas une activité passive. Bon nombre d'entre nous ont de mauvaises habitudes associées à la position assise et au fait de se lever ou de s'asseoir sur une chaise. La première de ces habitudes consiste à démarrer une action en plaçant la tête en arrière et en contractant le cou.

Une fois que vous savez vous asseoir avec un bon équilibre (comme dans le chapitre 5), apprendre à vous pencher confortablement vers l'avant constitue la base d'un large éventail d'actions.

À moins d'avoir conscience de nos gestes, se pencher en avant suit un schéma classique de stimulus et de réponse : ce que l'on doit faire se trouve là devant nous et nous réagissons pour l'atteindre sans réfléchir à la manière procéder. Conséquence : l'effort que nous produisons est bien plus important que ce dont nous avons besoin pour réaliser une activité simple, répétitive et quotidienne.

Lorsque le bassin repose complètement sur la chaise et les pieds sur le sol, nous sommes parfaitement positionnés. Il n'est pas nécessaire de précipiter menton, jambes, bras et épaules dans l'action, simplement pour se pencher en avant.

S'asseoir implique plus votre tête que le bas de votre corps – n'oubliez pas qu'elle pèse environ cinq kilos. Se pencher en avant nécessite d'ajuster légèrement votre poids et de laisser la gravité agir. Ainsi, on laisse la colonne vertébrale travailler comme un seul ensemble, emportant vers l'avant votre tête et votre corps sans effort inutile.

Lorsque nous nous asseyons sans réfléchir en utilisant notre dos comme support au lieu de nos jambes, nous restons ainsi et conservons une mauvaise posture.

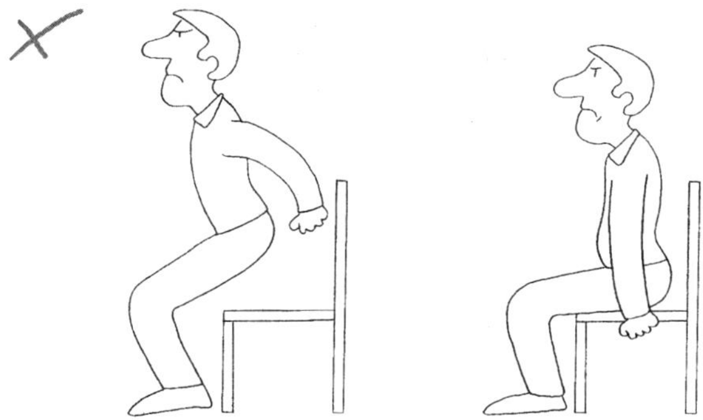

Lorsque nous nous levons de façon déséquilibrée, nous utilisons notre colonne vertébrale alors que nous devrions utiliser nos jambes pour amener notre poids en position verticale.

Se lever et s'asseoir sont des actions qui doivent être réalisées par les jambes, et non par la colonne vertébrale, qui doit rester détendue tout au long de l'opération.

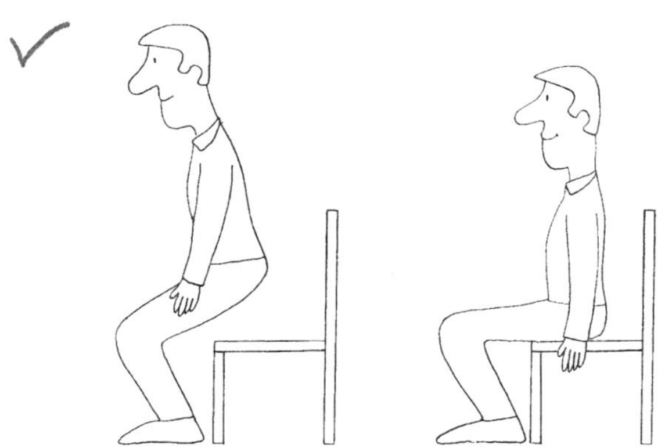

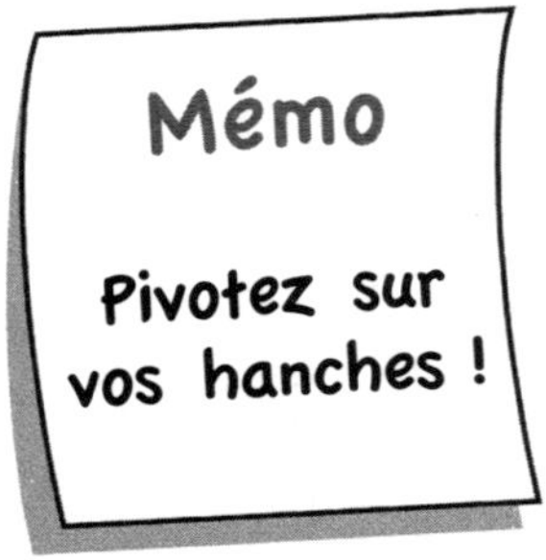

Réorganisez votre vie

Il y a des situations pour lesquelles vous pouvez arranger votre environnement afin de vous sentir plus à l'aise lorsque vous vous levez et vous asseyez : se sentir physiquement sécurisé est un prérequis pour bien utiliser son corps. Ainsi, par exemple, si vous avez une chaise de bureau avec des roulettes, bloquez-les pour que la chaise ne bouge pas lorsque vous vous asseyez et vous levez.

Autre point encore plus important : évitez de rester assis trop longtemps, levez-vous plus souvent pour boire. Si vous travaillez sur ordinateur, la plupart sont munis d'une alerte qui vous rappelle toutes les demi-heures de vous lever et de faire quelques pas. Plus vous vous déplacez, mieux c'est. Ainsi, non seulement vous évitez de rester assis trop longtemps dans des positions fixes, mais c'est aussi l'occasion de mettre en pratique les idées de ce livre (pour plus de conseils sur comment intégrer ces idées à votre quotidien, voir le chapitre 16).

CHAPITRE 7

Atteindre le téléphone

? Le problème

Le milieu et le bas de votre dos vous font-ils mal ? Avez-vous des douleurs dans les bras et les épaules ?

Lorsque, pour atteindre quelque chose, nous nous étirons tout en étant assis, nous infligeons sans le savoir des contraintes importantes à notre dos, en particulier si le mouvement se répète au cours de la journée. C'est ce que nous faisons tous les jours au bureau pour attraper le téléphone, un dossier urgent ou une tasse de café de l'autre côté du clavier.

Ce mouvement est un exemple classique qui illustre combien une action simple peut être néfaste, simplement parce que nous la répétons sans y réfléchir.

L'exercice

L'exercice suivant peut vous sembler très simple au quotidien, mais réalisez-le lentement et vous en ressentirez tout de suite le bénéfice.

Assis, vous voulez atteindre un objet imaginaire hors de votre portée et situé sur votre droite mais votre corps doit rester de face. Procurez-vous une chaise de bureau adaptée pour que vous puissiez vous asseoir et sentir le contact de votre bassin sur la chaise. Vos pieds sont à plat sur le sol et vous êtes bien soutenu par la chaise (comme dans le chapitre 5).

Laissez vos mains tomber le long de votre corps, détendez vos bras et vos épaules et imaginez de nouveau qu'une corde maintient votre tête et votre cou vers le haut de manière à ce que votre colonne vertébrale s'allonge.

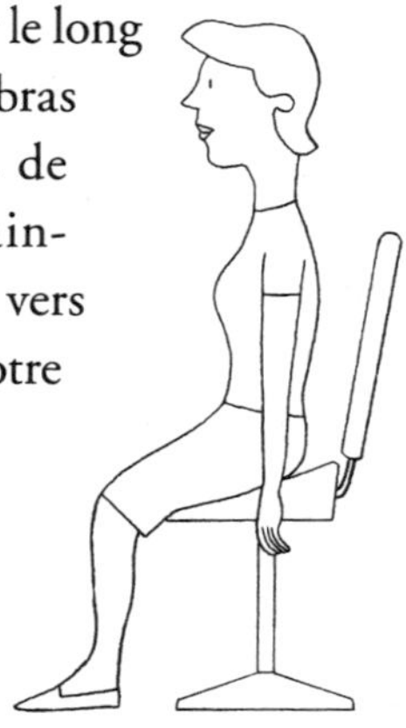

En laissant vos yeux vous guider, tournez légèrement votre tête vers la droite pour chercher du regard l'objet que vous voulez saisir.

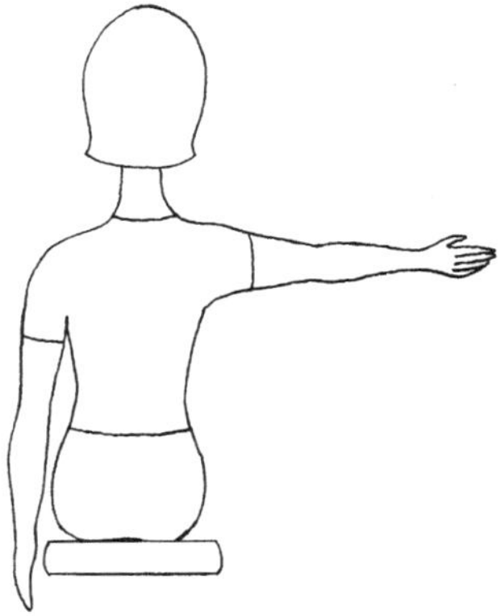

Étendez votre bras droit vers l'objet comme si une autre corde imaginaire guidait votre main vers celui-ci. Détendez les muscles de votre épaule pour qu'elle s'abaisse, votre portée n'en sera que meilleure. La plupart des gens n'y croient pas jusqu'à ce qu'ils essaient.

Une fois que votre bras est étiré à son maximum, et seulement à ce moment-là, commencez à vous pencher doucement.

Faites attention à votre bassin qui doit toujours être en contact avec la chaise. Il est probable que votre fesse gauche ait commencé à se contracter et à se relever (comme dans la figure A).

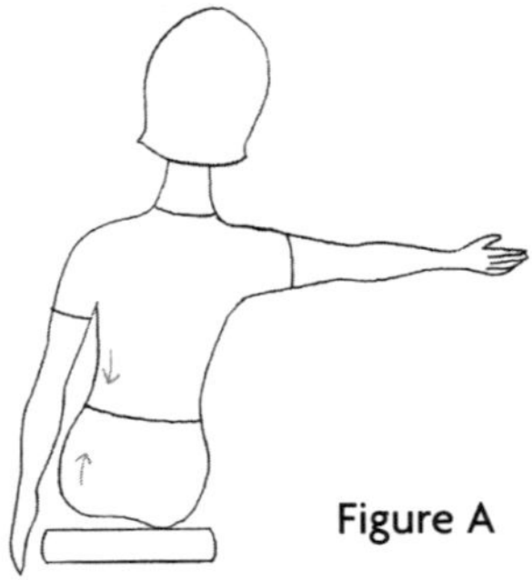

Figure A

Si c'est le cas, décontractez vos muscles et abaissez cette zone tout en vous dirigeant lentement vers l'objet.

Si vous gardez les os du bassin en contact avec la chaise, vous sentez les côtés de votre torse se détendre. Votre portée augmente. La longueur entre les doigts de votre main droite et l'os coxal gauche augmente également (comme dans la figure B).

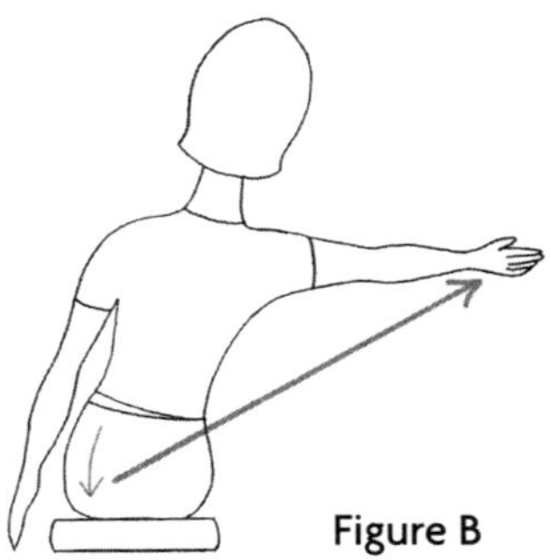

Figure B

Imaginez que le mouvement de votre bras provient de votre dos tout entier et non de votre seule épaule droite. Vous effectuez le mouvement comme un ruban qui se déroule.

Pour revenir à la position de départ, pensez à allonger votre côté droit de manière à vous replacer doucement en effectuant le processus inverse.

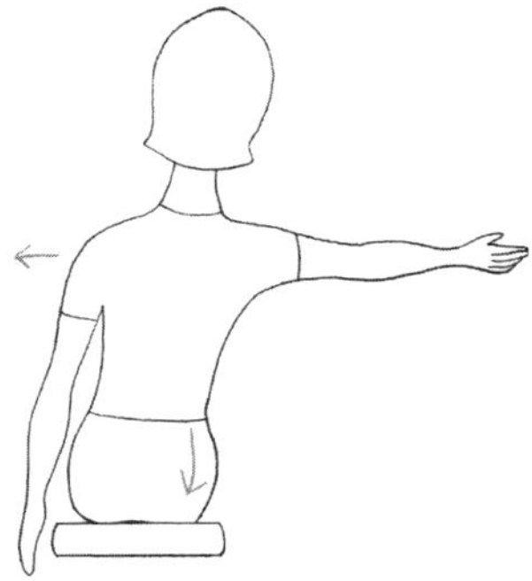

Important : ne tirez pas sur votre côté gauche et faites attention à ne pas laisser votre genou dominant se placer au milieu alors que vous vous redressez.

Répétez l'exercice à gauche.

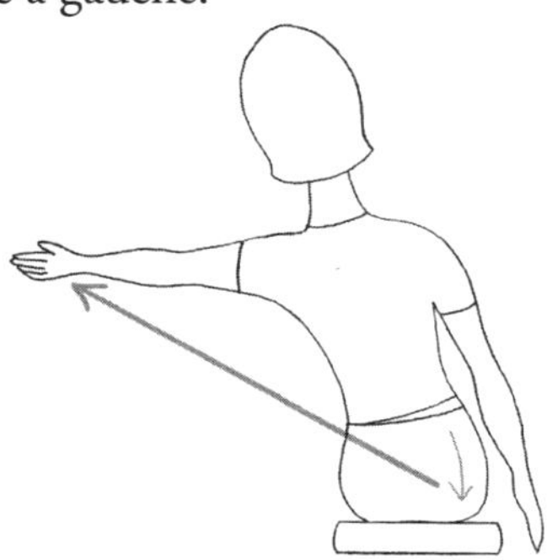

Le principe

Quand nous voulons attraper quelque chose, il est facile de contracter les muscles pour l'atteindre. Cependant, c'est contre-productif. Si vous prenez votre temps et réfléchissez à votre mouvement, vous utiliserez toute la longueur de vos bras et votre corps restera détendu et dynamique. Vos muscles garderont ainsi toute leur souplesse et leur longueur.

C'est un sujet que connaissent bien les personnes qui pratiquent l'escalade. Lorsque l'équilibre repose sur la pointe des pieds et qu'il faut s'étirer vers une prise qui semble a priori hors de portée, détendre l'épaule permet au grimpeur de l'atteindre. À l'inverse, s'il contracte l'épaule, la portée de son bras et de sa main sera plus courte.

Mémo

Détendez-vous pour aller plus loin !

Réorganisez votre vie

Évidemment, il vaut mieux mettre ce dont on a besoin à portée de main. Mais ne le faites pas systématiquement : placez légèrement hors de votre portée certains objets, qui pèsent peu et que vous utilisez régulièrement, afin de vous donner l'occasion de réaliser cet exercice. Vous apprécierez alors de vous sentir enfin plus détendu et plus svelte.

Pour finir, si vous devez atteindre quelque chose derrière vous, assurez-vous que votre corps tout entier vous suive. Évitez de tourner uniquement la partie supérieure de votre corps, ce qui contracterait vos genoux et vos jambes et tordrait votre colonne vertébrale.

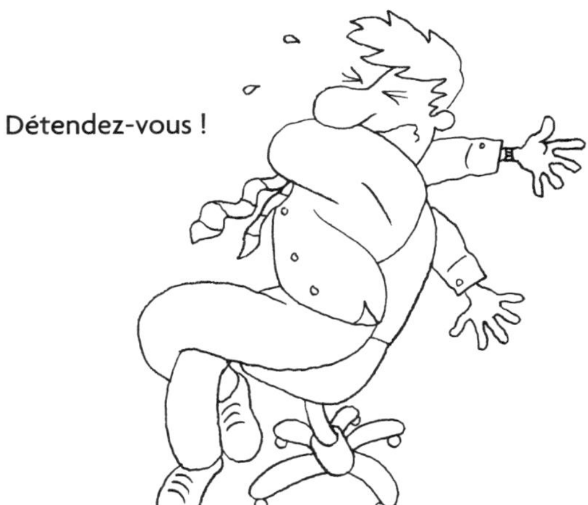

CHAPITRE 8

Avoir l'air vif

? Le problème

L'ennui et la monotonie rendent vos yeux paresseux, ce qui produit à son tour plus de monotonie et d'ennui. C'est une spirale infernale. Vous pensez peut-être que votre cou douloureux, la fatigue, le manque d'énergie et la léthargie n'ont rien à voir avec la façon dont vous utilisez vos yeux. Vous avez tort ! Alors, comment faire pour éviter ces désagréments et rester vif et dynamique ?

Les exercices

Exercice 1

Debout, trouvez un objet immobile au niveau de vos yeux sur lequel vous concentrer. Gardez les yeux fixés sur cet objet constamment, tout en commençant à déplacer votre tête très lentement dans différentes directions sans bouger les pieds. Par exemple, vous pouvez essayer de pencher votre tête vers l'arrière de manière à voir le bas de votre nez, tout en fléchissant vos genoux pour rester équilibré.

Vous pouvez également essayer de tourner votre tête et votre buste le plus loin possible vers la gauche en gardant vos yeux fixés sur l'objet.

Voyez tous les mouvements que vous pouvez réaliser tout en maintenant le contact visuel avec ce point.

Exercice 2

L'exercice précédent incite vos yeux à se déplacer, ce qui décontracte les muscles oculaires. Maintenant que vos yeux sont détendus, essayez cet exercice simple.

Asseyez-vous et imaginez que vous allez regarder une image sur le mur derrière vous. Essayez de faire ce mouvement et notez jusqu'à quel point votre tête tourne avant que vos épaules et votre torse ne se mettent en mouvement. Maintenant, revenez à votre position de départ et regardez droit devant vous. Vous allez de nouveau essayer de regarder derrière, mais cette fois, laissez vos yeux aller jusqu'au bout avant de commencer à tourner votre tête. Imaginez que vos yeux l'entraînent à leur suite. Vous verrez qu'elle tourne bien plus loin qu'auparavant.

Une fois que votre tête est allée aussi loin que possible, laissez le reste de votre torse s'enrouler dans le même mouvement d'allongement, depuis le bassin et les hanches (les articulations de vos genoux seront alors décontractées).

Enfin, revenez en position initiale en laissant vos yeux guider le mouvement inverse puis recommencez de l'autre côté.

Exercice 3

Assis à votre bureau, fixez un point devant vous au niveau de vos yeux et analysez votre vision périphérique. Sans bouger vos yeux ni votre tête, jusqu'à quel point pouvez-vous voir de chaque côté ?

Tout en restant concentré sur le point situé devant vous, pensez à étirer votre cou, à laisser aller votre tête vers l'avant et vers le haut, et voyez comme votre vision périphérique s'élargit nettement.

Le principe

Quand nous sommes dans un état d'esprit négatif (sous pression et anxieux, tendus et ennuyés, ou pire encore tout à la fois), nous réagissons de manière inefficace. Nous durcissons le regard, nous le gardons immobile et évitons celui des autres. Nos yeux sont également très fatigués lorsque, par exemple, nous fixons l'écran de l'ordinateur pendant de longues périodes.

Les exercices vous aideront à résoudre ce problème, car ils vous incitent à bouger votre regard et à varier votre longueur focale. Essayez de prendre l'habitude de les pratiquer de temps en temps au cours de la journée.

Nous oublions de laisser nos yeux nous guider ainsi que nous l'avons vu dans l'exercice 2. Si vous demandez à un enfant de regarder un oiseau directement au-dessus de lui, ses yeux iront chercher l'oiseau avant que sa tête ne commence à pencher en arrière.

En maintenant nos yeux aussi passifs que des passagers distraits dans notre tête, nous limitons la souplesse de notre cou, et par là même, de tout notre corps. Si vos yeux sont ouverts, ils doivent être alertes et concentrés. S'ils ne sont pas concentrés, vous vous sentez de plus en plus fatigué et tendu au cours de la journée parce que l'un de vos sens ne fonctionne pas comme il le devrait. Rappelez-vous en outre qu'un regard concentré est plus séduisant.

L'une des raisons pour lesquelles les sorties et les voyages sont si bénéfiques, c'est que la nouveauté des images ou des paysages invite vos yeux à se concentrer et à le rester.

Au passage, remarquez dans le troisième exercice à quel point votre vision périphérique augmente lorsque vous pensez à étirer et à allonger votre cou ; imaginez cette corde qui tire votre tête, comme décrit dans le chapitre 3.

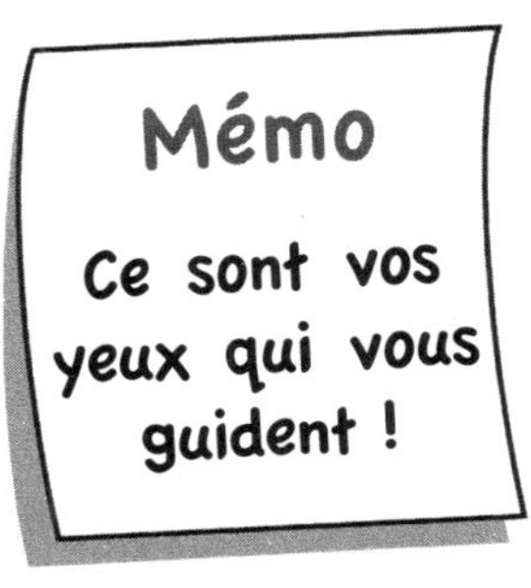

Réorganisez votre vie

Changer la façon dont vous regardez le monde prendra du temps. Cependant, les avantages sont si grands que cela vaut la peine de vous réorganiser pour intégrer ces exercices à votre quotidien et changer ainsi vos habitudes visuelles. De la même façon, comme pour tous les exercices de ce livre, plus vous trouvez de temps pour les réaliser, mieux c'est. Il est fort probable que les autres s'apercevront de ce que vous faites. Très bien ! Révoyez aussi votre attitude alors. Dites-vous que quelqu'un que l'on voit s'appliquer à s'améliorer soi-même montre qu'il s'estime et se valorise, et transmet ainsi à son sujet un message important.

Outre les exercices, essayez ceci : la prochaine fois que vous marchez au bureau ou dans un endroit qui vous semble familier et ennuyeux, concentrez-vous sur les objets autour de vous. Observez la précision des angles, les couleurs, les ombres et les formes. Soyez attentif à ce qui vous entoure comme si vous voyiez les choses pour la première fois.

CHAPITRE 9

S'allonger et... travailler

Le problème

Le chapitre 4 expliquait comment se détendre en position semi-allongée. Si vous l'avez fait, vous devriez en ressentir maintenant les bénéfices et avoir envie d'aller un peu plus loin dans cet exercice. Vous sentez peut-être que vous pourriez détendre un peu plus le bas de votre dos, ou que vos épaules s'entêtent à rester contractées près de vos oreilles, et non pas relâchées vers le sol. Tous les exercices qui suivent vont être réalisés en position semi-allongée et vous aideront à tirer un meilleur profit du temps que vous y consacrez. Inutile de vous précipiter pour faire les exercices :

apprendre à s'allonger et à se reposer est un art en soi qu'il est important d'acquérir et de travailler.

Les exercices

Exercice 1

Allongez-vous avec les jambes pliées. Concentrez-vous sur l'étirement de votre corps et en particulier sur votre jambe gauche. Vos genoux toujours pliés, laissez votre jambe gauche s'écarter lentement du centre, revenir puis se rapprocher de l'autre jambe, dans un mouvement long et continu. Soyez attentif à plusieurs points pendant cet exercice. Le côté gauche de votre bassin décolle-t-il du sol lorsque votre genou revient vers l'intérieur et se rapproche du genou droit ? Si votre jambe peut bouger librement au niveau de l'articulation de votre hanche, votre bassin doit rester à sa place. Est-ce que votre pied gauche pivote et se lève au début du mouvement ? Si votre tibia se déplace librement sur votre cheville, cela n'a aucune raison d'arriver. Si vous pouvez bouger avec souplesse, vous sentirez le haut de votre cuisse s'allonger et vos rotules gagner en élasticité à mesure que vous éloignez puis rapprochez votre jambe de l'autre.

Si vous relâchez les muscles de l'intérieur de votre cuisse pendant le mouvement, vous verrez que cela se fait tout seul. C'est un autre moyen de savoir si vous êtes capable de faire ce mouvement sans forcer.

Répétez l'exercice avec la jambe droite.

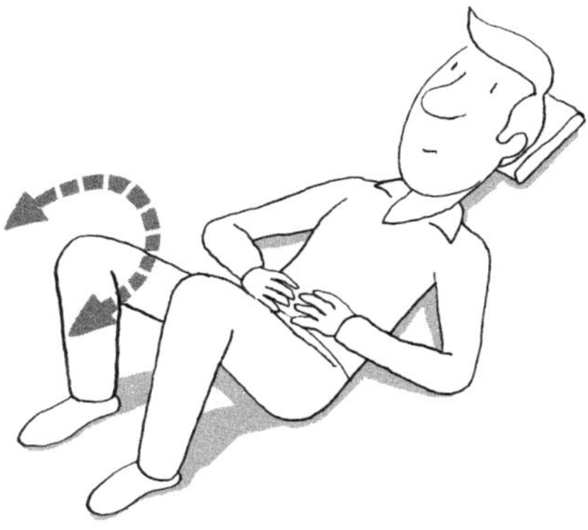

Exercice 2

À nouveau en position semi-allongée, visualisez la longueur de votre colonne vertébrale jusqu'au bout de votre jambe droite. En gardant votre jambe pliée, ramenez-la vers votre poitrine. Commencez par réaliser ce mouvement sans réfléchir, en relevant votre jambe rapidement et en observant de quelle façon votre colonne vertébrale (y compris votre cou) se contracte, et comment votre corps se décolle du sol et se balance. Les mouvements que nous mettons alors en œuvre sont superflus.

Maintenant, essayez une seconde fois. Cette fois-ci, travaillez davantage avec votre esprit et faites moins d'effort avec votre corps. Pensez de nouveau à la longueur de votre colonne vertébrale jusqu'à votre jambe droite. Avant de commencer, assurez-vous de ne pas avoir contracté votre genou vers l'intérieur (ce serait une erreur) en préparant le mouvement. Si vous l'avez fait, relâchez et rééquilibrez votre genou. Imaginez une corde attachée à votre genou le tirant doucement et facilement vers votre poitrine. Visualisez votre dos s'étirer jusque dans votre jambe, l'amenant à se lever sans effort. Votre colonne vertébrale se stabilise et repose de tout son poids sur le sol. Laissez votre jambe remonter vers votre corps comme le ferait un bébé, sans effort ni tension. Prenez votre temps et travaillez ce mouvement jusqu'à ce que vous puissiez le réaliser sans tensions inutiles.

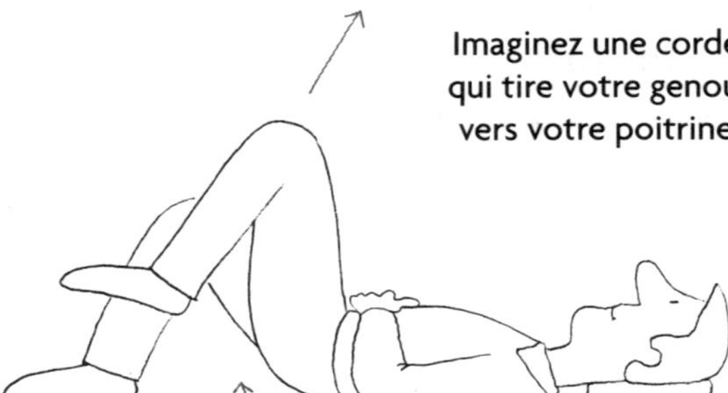

Imaginez une corde qui tire votre genou vers votre poitrine.

Jusque-là, cet exercice impliquait de prendre le temps de réfléchir à la façon dont vous utilisez votre corps pour réaliser un mouvement ordinaire à moindre effort. Vous pouvez maintenant continuer à aider votre dos de la façon suivante : lorsque votre jambe se rapproche de votre corps, entrelacez vos doigts en joignant vos mains et laissez vos bras se détendre jusqu'à tenir votre genou plié entre vos paumes, aussi loin que possible de votre tibia et sans créer de tensions (faites particulièrement attention à ne pas contracter votre cou). Il est important de résister à la tentation de tirer votre genou vers votre poitrine. Au contraire, laissez le poids de votre jambe pliée et vos bras détendus tomber le long de vos coudes afin de soulager doucement les tensions du bas de votre dos. Si vous êtes patient, vous verrez que cela se fait tout seul.

Exercice 3

Les deux exercices précédents concernaient le bas de votre corps. L'exercice suivant se concentre sur le haut et va vous aider à relâcher vos épaules. Toujours en position semi-allongée, imaginez un ballon de plage flottant au-dessus de votre poitrine. Il est très léger et rempli d'hélium. Maintenant, laissez aller vos bras pour attraper le ballon. Faites comme si vous en examiniez chaque partie. Tenez-le à deux mains et faites pivoter les articulations de vos poignets, de vos coudes et de vos épaules à travers une grande variété de mouvements comme si vous faisiez tourner le ballon sur chacun de ses axes. Mais évitez de prolonger l'exercice, dès que vos bras sont fatigués, relâchez le ballon et laissez-les retomber doucement le long de votre corps.

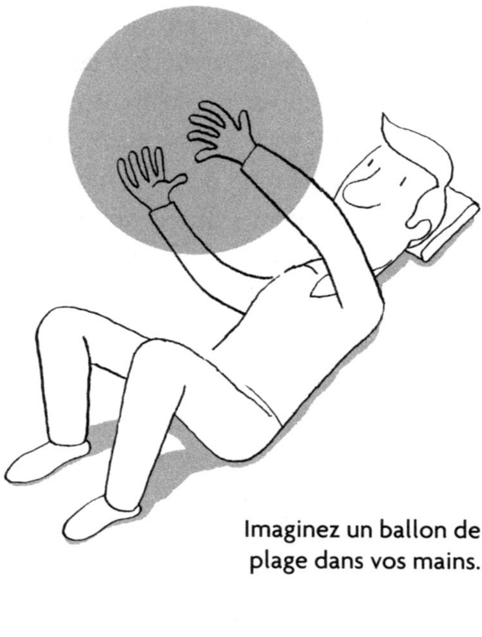

Imaginez un ballon de plage dans vos mains.

Le principe

Travailler lentement et scrupuleusement vous permet de prendre le temps de maîtriser les tensions inutiles qui se créent dans les gestes les plus simples. Par exemple, l'exercice 2 porte sur un mouvement que les bébés peuvent faire facilement et sans effort. Nous sommes toujours capables de le faire et pouvons réaliser ainsi de nombreuses autres actions, simplement et sans contrainte.

Au passage, notez que cela fait partie de la préparation à la marche. Même si vous êtes allongé, la relation entre vos jambes et votre colonne vertébrale est la même, donc en vous entraînant à lever votre jambe, vous vous entraînez à bien marcher sans créer de déséquilibres ou de tensions dans votre colonne vertébrale (voir le chapitre 10).

Mémo

Agissez en toute simplicité !

Réorganisez votre vie

Vous pouvez être tenté de faire cet exercice à la hâte mais, au contraire, prenez le temps de vous placer en position semi-allongée pendant au moins cinq minutes avant de commencer à travailler. Prenez également le temps d'analyser ce que vous faites et réfléchissez au mouvement que vous êtes sur le point de faire. Avec cette position apparemment passive, vous êtes en train de travailler dur pour refaçonner vos muscles et ainsi bouger d'une nouvelle manière, plus détendue. Si cela vous semble facile à faire au départ, c'est certainement que vous le faites d'une mauvaise manière.

CHAPITRE 10

Bien se tenir debout et se déplacer

? Le problème

Bien se tenir debout est difficile. Cela peut paraître moins évident, mais bien marcher l'est également. Quand nous nous tenons debout de manière déséquilibrée, cela nous fait mal dans le bas du dos, nous fatigue et rend nos jambes lourdes voire douloureuses. Beaucoup de gens pensent que le fait de marcher les aide à se sentir mieux, mais la façon dont on se déplace est aussi source de tensions dans la colonne vertébrale, tensions que l'on subit alors dans d'autres mouvements, comme s'asseoir. Cela fonctionne également dans l'autre sens : la façon dont on s'assied affecte notre façon de marcher et de se tenir debout (voir le chapitre 5 pour plus de détails sur la bonne façon de s'asseoir). Grâce aux exercices de ce chapitre, vous allez apprendre à marcher et à vous tenir de façon plus décontractée.

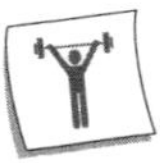

Les exercices

Exercice 1

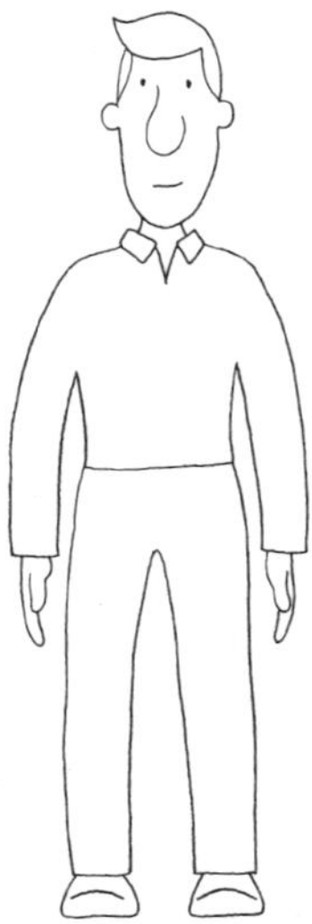

Trouvez une surface confortable (un tapis sur le sol dans l'idéal) près d'un mur qui vous servira ensuite d'appui. Vous pouvez retirer vos chaussures pour faire cet exercice. Tenez-vous debout avec les mains le long du corps, les pieds écartés dans le prolongement des hanches. Répartissez votre poids de manière égale entre vos deux pieds, en évitant de vous reposer sur le côté dominant. Assurez-vous que vos genoux soient détendus, c'est-à-dire ni bloqués ni tournés l'un vers l'autre.

Étirez votre colonne vertébrale, veillez à l'équilibre de votre tête (pensez au marionnettiste –

chapitre 3, exercice 1) et abaissez votre coccyx. Laissez vos mains le long du corps, vos pouces orientés vers l'avant.

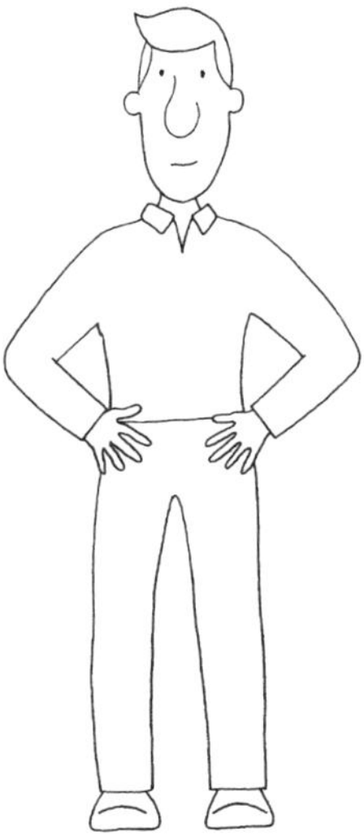

Observez comment le poids de votre corps se répartit sur vos pieds. Si vous vous tenez debout de manière confortable et équilibrée, il doit se trouver essentiellement sur vos talons et non sur la pointe de vos pieds (environ 60 % sur les talons et 40 % sur le reste des pieds, sauf sur la voûte). Cela peut vous sembler inhabituel et vous aurez peut-être l'impression que vous allez tomber en arrière. Vous êtes probablement habitué à placer trop de poids sur vos orteils ! Voyez si votre bassin est de travers : pour vous en assurer, placez vos mains sur les côtés de votre bassin (ce que l'on confond parfois avec les hanches) et vérifiez qu'il n'y ait pas un côté plus en avant que l'autre.

Si c'est le cas, votre corps est légèrement tordu. Détendez les muscles du côté le plus avancé jusqu'à ce que votre torse soit bien droit.

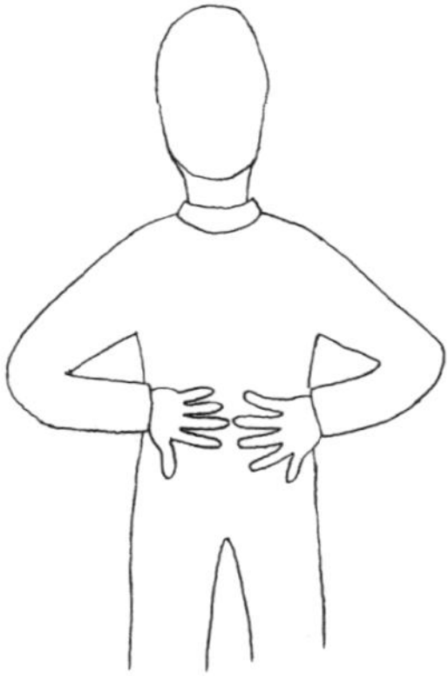

Placez vos paumes bien ouvertes dans le bas de votre dos et relâchez vos muscles. Tandis que vous libérez les tensions du milieu de votre dos, vous remarquerez que votre colonne vertébrale s'allonge et que vos côtes glissent vers l'avant.

Vos bras sont détendus le long du corps, les pouces vers l'avant. Maintenant que vous vous tenez confortablement debout, nous pouvons commencer.

Positionnez-vous de profil par rapport au mur, à environ 30 cm. Appuyez l'une de vos mains contre le mur et placez votre poids uniquement sur vos talons. Penchez-vous très légèrement sur vos hanches vers l'avant (vérifiez leur emplacement sur « Quelques notions d'anatomie » en annexe 1) tout en gardant votre tête, votre cou et votre dos alignés et essayez de voir vos pieds. Maintenant, aussi scrupuleusement et lentement que possible, reposez simultanément vos deux pieds sur le sol en commençant par les bords externes, puis vos doigts de pied du plus petit au plus gros. Lorsque votre gros orteil repose confortablement sur le sol, arrêtez-vous. Vous serez peut-être tenté de poursuivre le mouvement un petit peu plus loin. Si vous rapprochez vos genoux l'un de l'autre, vous presserez la voûte plantaire de l'un de vos pieds, ou même des deux. Si c'est le cas, même légèrement, recommencez l'exercice maintenant, ainsi que de temps à autre, jusqu'à ce que vous puissiez résister facilement à la tentation d'aller trop loin. Au passage, si cela peut vous aider, imaginez l'empreinte que vous laissez quand vous marchez sur un sable chaud et humide ; une empreinte parfaite ne montre pas la voûte du pied. Maintenant, vous êtes prêt à vous déplacer.

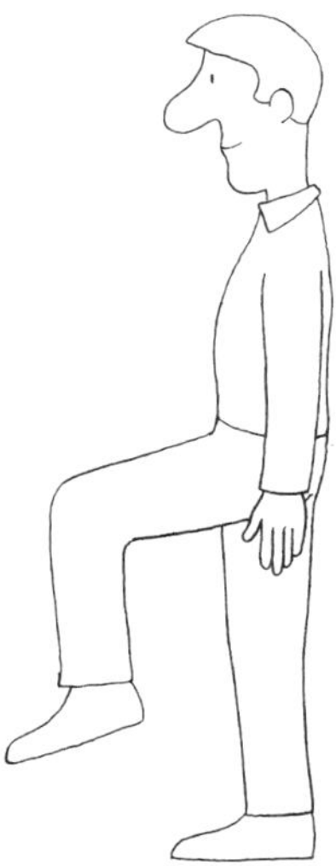

En faisant du surplace, vous allez pouvoir contrôler vos mouvements car votre démarche sera légèrement exagérée. Ne réfléchissez pas trop à la façon dont vous marchez et concentrez-vous pour garder votre tête équilibrée et votre dos étiré. Marchez lentement sur place et levez vos genoux plus haut que lorsque vous marchez normalement.

Faites attention à deux choses :

- Si votre colonne vertébrale vacille vers l'avant lorsque vous levez les jambes, efforcez-vous de bouger et d'allonger vos muscles lentement, sans trembler.
- Veillez à ce que vos genoux ne s'orientent pas l'un vers l'autre au début de chaque lever de jambe.

Une fois que vous aurez réglé ces deux points, passez aux exercices suivants.

Exercice 2

Une fois de plus, commencez en vous tenant debout comme précédemment, détendu et équilibré, les mains relâchées de chaque côté. Cette fois, vous allez monter une marche, mais ne bougez pas encore. Lorsque vous ferez ce mouvement, agissez très lentement. Sans avancer votre torse, transférez légèrement votre poids sur votre pied droit et placez votre pied gauche en avant sur le sol. Si votre menton, votre cou et votre torse – ou pire, les trois en même temps – penchent vers l'avant au moment de réaliser ce mouvement, recommencez.

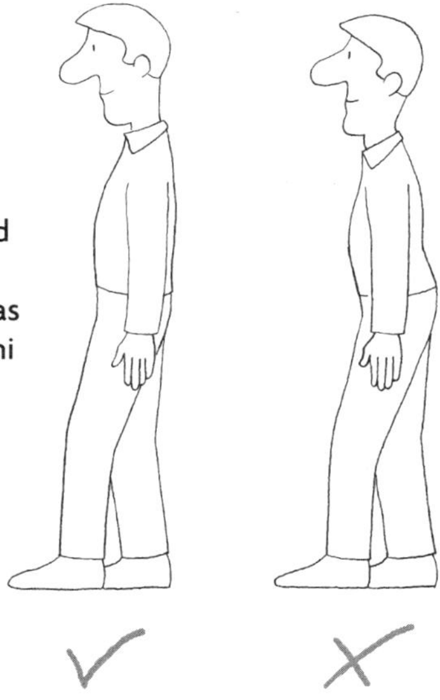

C'est votre pied qui démarre le mouvement, pas votre menton ni votre bassin.

Le poids de votre corps reste à l'arrière sur votre pied droit. Levez le talon de votre pied droit et sentez votre corps se soulever et se déplacer vers l'avant de manière à transférer votre poids sur votre pied gauche. Votre pied droit vous propulse vers l'avant dans un mouvement doux de balancier. Sentez comme votre pied droit bouge agréablement lorsqu'il se lève et vous déplace vers le haut, puis vers l'avant et enfin vers le bas.

Maintenant, votre poids se trouve entièrement sur votre pied gauche. Avancez en plaçant votre pied droit devant votre pied gauche, levez votre

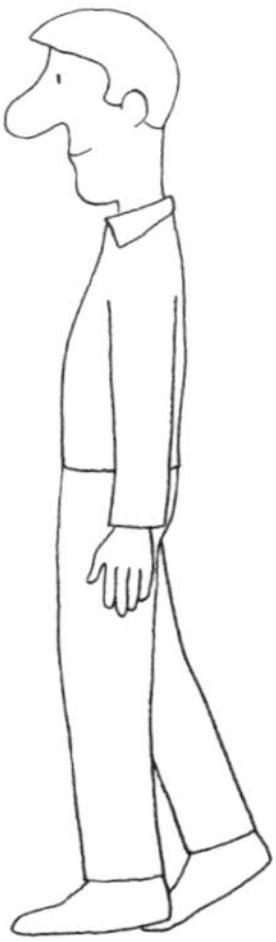

talon gauche et transférez le poids sur votre pied droit. Rappelez-vous que votre torse doit accompagner le mouvement, et non le précéder.

Maintenant, vous êtes prêt : vous marchez très lentement mais de manière équilibrée. Cela peut vous sembler étrange mais voilà, au ralenti, comment bien marcher. Lorsque vous êtes à l'aise, augmentez progressivement le rythme pour atteindre votre vitesse normale.

Exercice 3

Il s'agit d'un exercice d'observation qui vous permet de clarifier certains principes de l'exercice 2.

Trouvez un espace clair et sûr où vous pouvez marcher à reculons. Commencez par vous tenir debout comme précédemment, les mains sur les côtés, en regardant droit devant. Marchez à reculons à un rythme qui vous semble sécurisant et confortable. Puis, marchez vers l'avant en changeant de direction dans un mouvement aussi doux et continu que possible. Lorsque vous marcherez vers l'avant, vous apprécierez cette sensation positive que procure la marche à reculons : plus de poids sur vos talons, un meilleur sens de l'équilibre (surtout si votre tête se stabilise sur votre colonne vertébrale – votre tête, votre cou et votre colonne vertébrale agissant comme un seul ensemble).

Deux éléments sont à noter :

– Au plus bas de votre vision périphérique, vous pouvez voir vos pieds lorsque vous marchez. Les voir bouger est un bon moyen de savoir que votre démarche implique moins d'effort et de tensions – ce qui n'est pas le cas si votre menton levé et votre poitrine bombée dissimulent vos pieds.
– Observez comment le poids de votre corps se répartit sur vos pieds. Quand vous marchez de manière plus détendue, vous sentez que votre poids pèse plus sur l'extérieur de vos pieds.

Exercice 4

Tenez-vous debout comme précédemment et placez votre pied droit en avant. Transférez votre poids de manière égale sur vos deux pieds en fléchissant légèrement votre genou droit. La jambe gauche reste tendue. Le poids sur chaque pied est réparti essentiellement dans les talons.

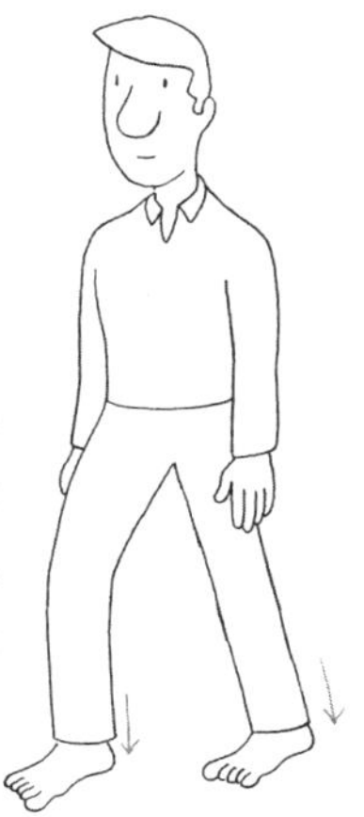

Votre torse s'équilibre sur vos deux pieds et votre corps est dirigé vers l'avant, sans se tordre.

Faites tourner lentement votre genou droit et votre mollet dans le sens des aiguilles d'une montre en pivotant autour de votre cheville pour observer la mobilité de vos articulations.

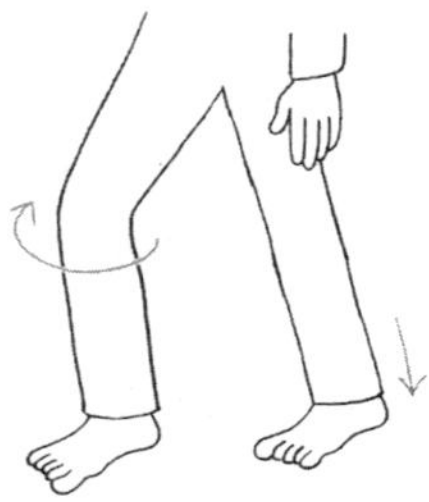

Vous devez être capable de le faire sans lever votre gros orteil droit lorsque vous vous éloignez le plus du centre. Si votre orteil se décolle du sol lorsque vous pivotez vers l'extérieur, arrêtez-vous et observez quel est le muscle à détendre pour réaliser ce mouvement. La résistance provient-elle de votre genou, du bas de votre dos ou des tensions dans votre cou ? Utilisez cet exercice afin d'observer comment votre corps, équilibré, peut être plus souple.

Vous sentirez peut-être tirer les muscles de l'arrière de votre jambe gauche lorsque votre genou droit s'approche de la position de midi.

Prenez garde à ne pas vous appuyer sur la voûte plantaire de votre pied gauche. Si c'est le cas, cela signifie que votre genou gauche se dirige vers le centre de votre corps. Gardez-le éloigné.

Maintenant, faites tourner votre genou droit dans le sens inverse des aiguilles d'une montre et voyez comment réaliser ce mouvement vers l'intérieur, toujours sans appuyer sur la voûte de votre pied droit. Au cours de l'exercice, imaginez que vous êtes sur une plage et que vous faites une empreinte parfaite dans le sable. Maintenant, ramenez votre pied vers l'arrière ; vous serez étonné par les sensations nouvelles que vous ressentez. En quelques minutes, en travaillant lentement et en étant concentré, un exercice très simple comme celui-ci peut être étonnamment productif.

Maintenant, travaillez de la même façon avec l'autre pied.

Le principe

Tenir debout (exercice 1) est un art que nous avons besoin de réapprendre. Nos jambes ne sont pas censées nous maintenir debout sur de longues périodes, mais il nous faut parfois aller contre cela et rester debout plus longtemps. Nous pouvons prendre soin de notre corps et nous sentir plus légers et plus équilibrés en pensant à la corde imaginaire qui tire nos têtes. Il faut également penser à ne pas se tenir sur la pointe des pieds, mais plutôt à redécouvrir, en décontractant le cou, que le poids du corps se situe essentiellement sur les talons et sur les bords extérieurs des pieds. Ce n'est qu'ainsi que les genoux seront débloqués, libérant alors les tensions douloureuses du bas du dos. Même dans un travail sédentaire, nous devons monter quotidiennement de nombreuses marches et si nous le faisons d'une manière fatigante, cela peut infliger des tensions à notre colonne vertébrale.

Les deux premiers exercices concernent une erreur fréquente que l'on fait en marchant : il faut bouger la jambe avant la colonne vertébrale, et non l'inverse. Lorsque l'on marche de façon équilibrée, la colonne vertébrale est portée sans effort donc pensez à la façon dont vous étirez votre dos et comment cela influence l'arrière de vos cuisses. De cette manière, votre démarche y gagnera en légèreté et dynamisme.

Le troisième exercice montre comment se déplacer sans effort. Marcher à reculons est une chose que l'on fait rarement, cela n'a donc pas vraiment été appris et vous n'avez donc que peu de chances d'avoir intégré de mauvaises habitudes. Ressentir son corps et se déplacer de manière inhabituelle peut vous aider à apprécier ces sensations dans votre démarche habituelle.

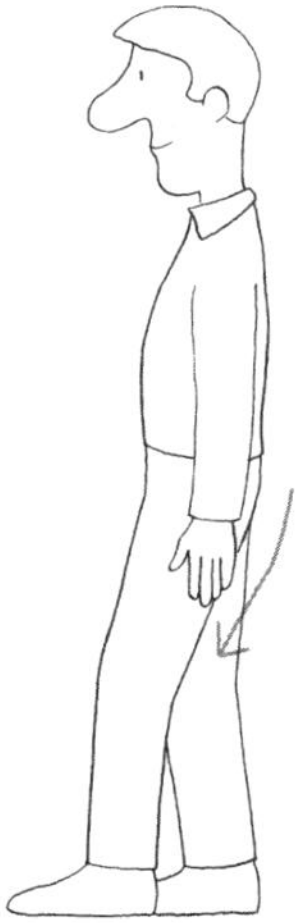

L'exercice 4 montre à quel point nous limitons la flexibilité de nos membres inférieurs en restreignant inconsciemment les mouvements latéraux de nos genoux et en contractant nos chevilles. Cet exercice nous offre un moyen de regagner de la souplesse.

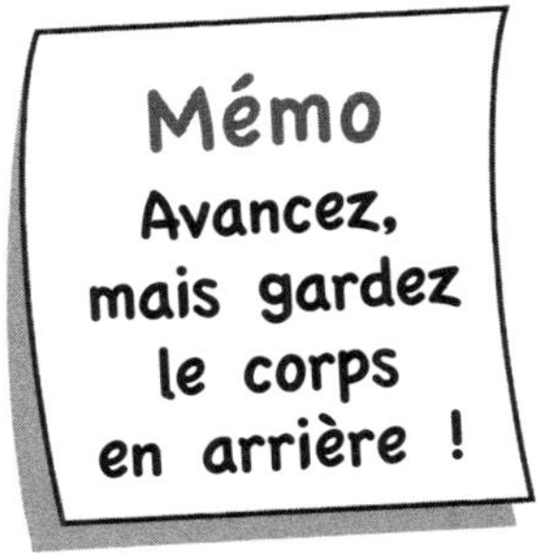

Réorganisez votre vie

Soignez vos pieds – ils font un travail important, donc fiez-vous davantage à eux. Vous ne voudriez pas passer une journée entière avec des gants ? Pourtant, vous portez des chaussures la majorité du temps ! Offrez une pause à vos pieds et marchez pieds nus lorsque vous le pouvez. Cinq minutes de marche pieds nus sur un tapis feront des merveilles pour recharger vos batteries.

Changez de chaussures aussi souvent que possible ; gardez-en une paire au bureau et une autre pour conduire. Lorsque vous en achetez, pensez à la place que vous laissez à vos pieds. En évitant de les serrer autant que possible, vous améliorerez tout votre sens de l'équilibre car le haut de votre corps s'équilibre sur vos pieds.

Du reste, vos jambes ne sont pas prévues pour rester debout. Elles permettent de se déplacer, mais c'est un système de leviers délicat. Vous perdez la tonicité de vos muscles si vous les utilisez comme des piliers solides pour soutenir votre corps. Continuez de pivoter doucement sur vos chevilles, sans bloquer vos jambes.

Soyez également attentif lorsque vous portez un sac sur l'épaule ; cela peut non seulement la déstabiliser, mais, si le sac est lourd, votre posture de marche sera de travers pour compenser ce poids. Si c'est le cas, arrangez-vous pour le porter plus au centre, devant ou derrière vous, ou bien procurez-vous un nouveau sac.

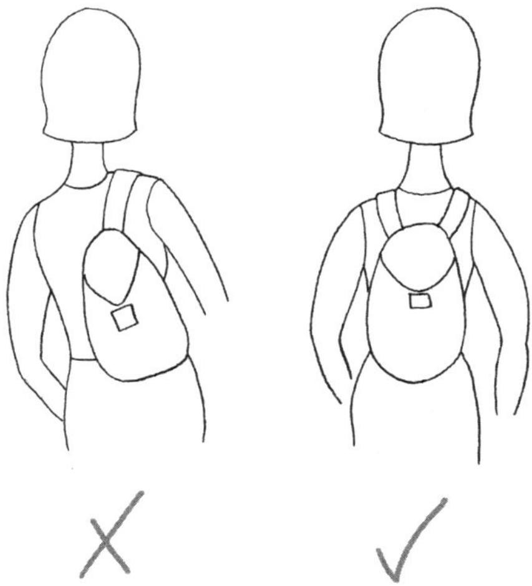

Ce que nous portons sur nous
et sur nos épaules ne doit pas
nous faire de mal !

CHAPITRE 11

Le monde sur vos épaules

Le problème

Sans même en avoir conscience, nous passons la majeure partie de notre temps à contracter nos épaules.

Au fur et à mesure que ces tensions se renforcent, vos épaules se crispent vers vos oreilles, votre cou se tend, votre poitrine se comprime et vous empêche de respirer correctement. Vos épaules font plus d'effort que nécessaire et vous vous sentez plus fatigué.

Ces tensions, qui infligent des contraintes répétées à vos épaules, peuvent vous faire mal. Et rappelez-vous : en plus d'avoir mal, vous aurez également l'air mal, moins confiant et moins sûr de vous. Il ne s'agit pas de faire semblant d'avoir une posture qui vous donne de l'assurance, mais bien de la trouver et de détendre vos épaules pour utiliser intelligemment votre énergie.

Les exercices

Exercice 1

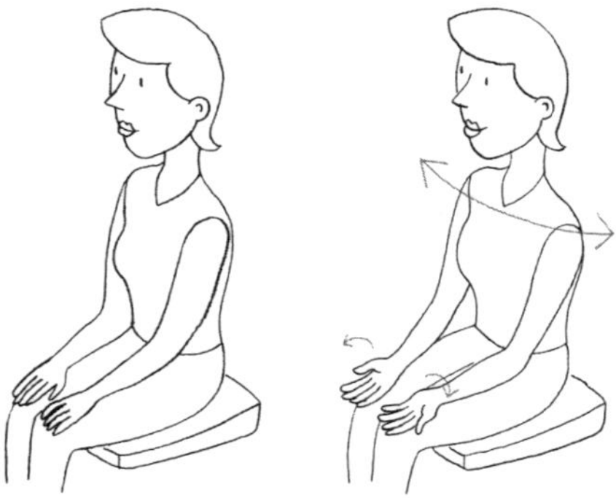

En retournant lentement vos paumes, votre buste va se détendre.

Commençons avec un exercice très simple. Asseyez-vous avec les paumes de vos mains posées sur vos genoux. Pensez à l'équilibre de votre tête sur votre cou (voir chapitre 3, exercice 1). Maintenant, retournez lentement vos paumes vers le plafond. En principe, votre buste doit se détendre et s'élargir.

Maintenant, levez-vous. Tandis que vos bras glissent le long de votre corps, laissez vos mains tourner lentement jusqu'à ce que vos pouces soient dirigés vers l'avant.

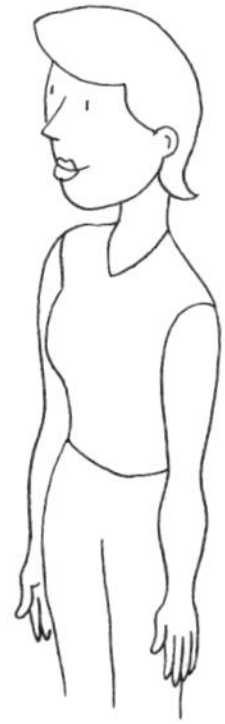

Exercice 2

Tenez-vous debout, votre poids réparti équitablement sur vos deux pieds écartés, les mains le long du corps, les pouces vers l'avant et la tête équilibrée sur votre cou détendu. Progressivement, rapprochez votre épaule et votre oreille gauche l'une de l'autre. Veillez bien à ne pas bouger l'épaule droite.

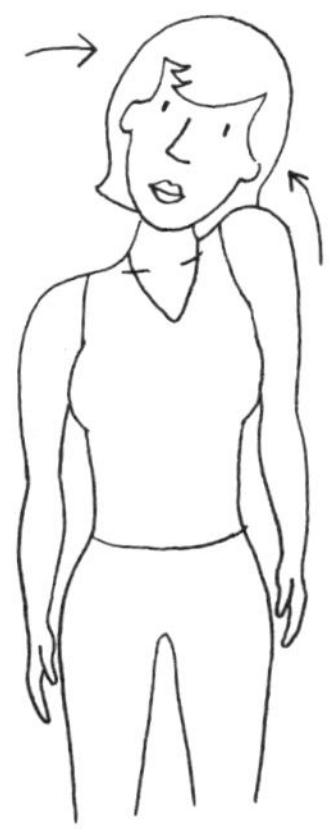

Rapprochez votre épaule et votre oreille gauche l'une de l'autre.

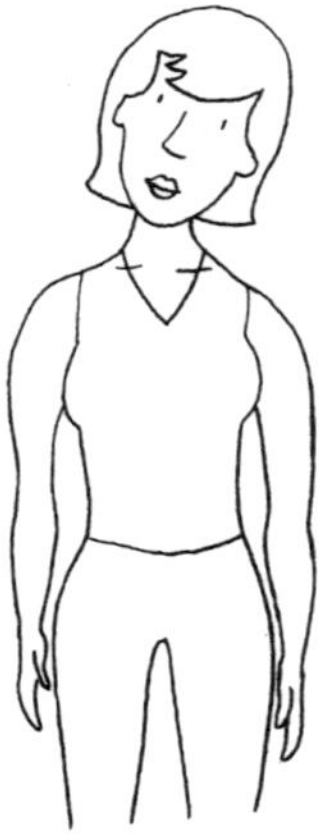

Votre tête toujours sur le côté, laissez descendre votre bras gauche et votre épaule aussi bas que possible.

Remarquez à quel point votre main peut descendre le long de votre corps. Gardez le bras et l'épaule ainsi, étirés et détendus ; alors seulement, repositionnez votre tête à la verticale.

Remarquez à quel point votre bras gauche est détendu.

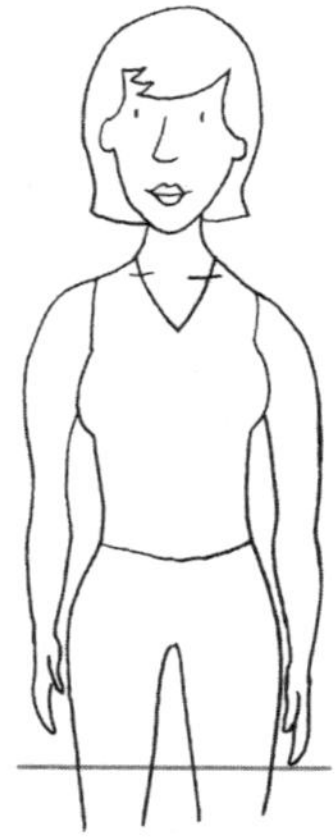

Recommencez cet exercice du côté droit en veillant à ne pas bouger votre épaule gauche. Quand vous faites cet exercice, vous devez sentir vos épaules et votre cou s'étirer. Voilà. Nous avons tellement l'habitude de garder nos épaules contractées que nous ne nous en rendons même plus compte. Cet exercice vous aidera à perdre cette habitude.

Exercez-vous régulièrement et étirez vos épaules chaque fois que vous en ressentez le besoin. Commencez tôt dans la journée et pensez-y avant que les vieilles tensions habituelles ne reprennent le dessus.

Exercice 3

Pour cet exercice, demandez à un ami de vous observer.

Tenez-vous debout, les bras le long du corps, les mains détendues. Tournez vos mains pour que les pouces pointent vers l'avant et que vous sentiez

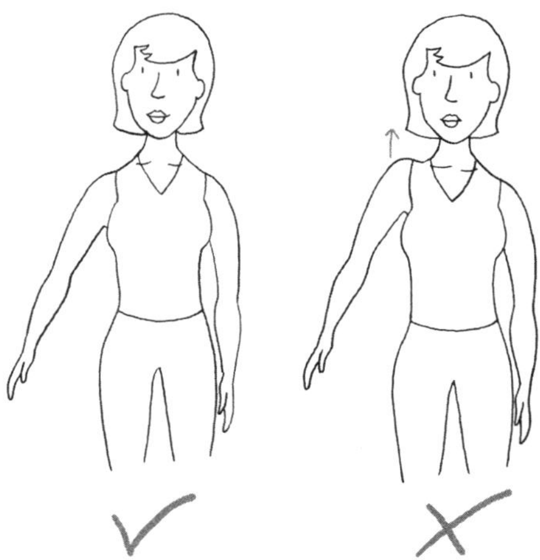

vos coudes se rapprocher de vos côtes. Détendez vos épaules et laissez vos bras s'étirer au maximum comme dans l'exercice 2. Bougez votre bras droit très lentement de manière latérale, aussi loin que possible, en vous arrêtant dès que vous (ou votre ami) voyez votre épaule droite monter.

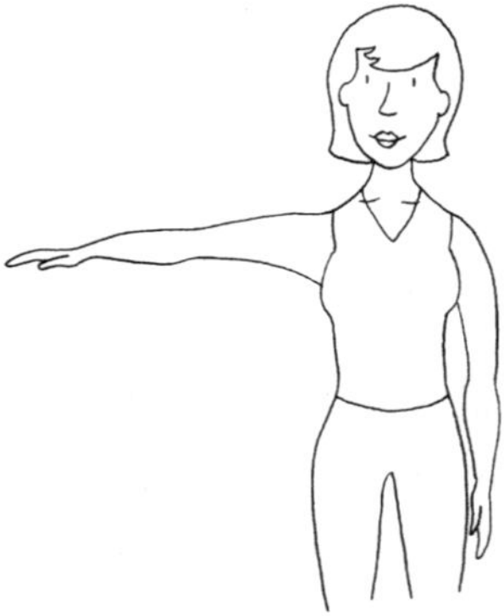

Laissez votre bras s'allonger comme si un marionnettiste le manipulait par des cordes attachées au bout de vos doigts.

Votre bras forme un angle droit par rapport à votre corps (si celui-ci part en avant, pensez à rectifier sa position).

Cet exercice est très simple mais il peut changer radicalement la façon dont vous utilisez votre corps. Votre épaule doit faire levier pour porter votre bras, et non le hisser elle-même. Au début, vos muscles peuvent tirer et cela risque de vous sembler désagréable, en particulier sous le biceps car c'est une partie sous-utilisée de notre corps. Travaillez ensuite avec l'autre côté.

Vous pouvez compléter cet exercice de la façon suivante : éloignez votre main à environ 30 cm de votre corps. Tournez ensuite votre poignet pour que la paume soit face vers l'avant. Décontractez votre épaule et, votre paume toujours vers l'avant, ramenez votre bras derrière votre dos, comme si vous étiez sur le point de vous taper juste en dessous des fesses (si vous tapez directement dessus, c'est que votre épaule et votre bras ne sont pas assez détendus).

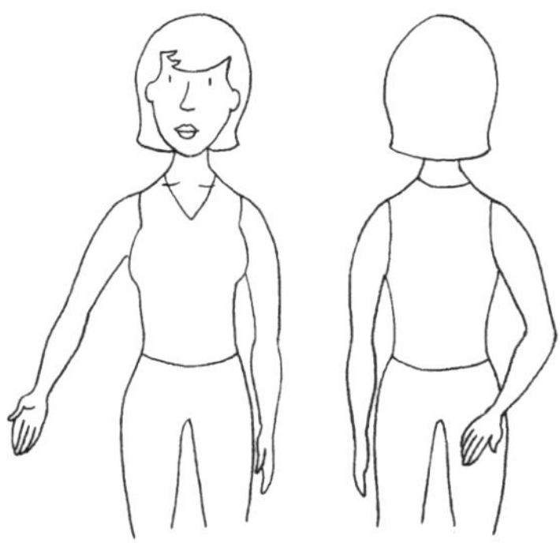

Faites à nouveau pivoter votre poignet pour que le dos de votre main soit contre votre corps. En utilisant votre coude comme une charnière, faites bouger votre main et votre avant-bras vers le haut de votre dos comme si vous recherchiez une fermeture Éclair. Allez aussi haut que possible puis décontractez-vous et abaissez votre coude et votre épaule.

À court terme, cela vous permettra d'amener votre bras encore plus bas dans votre dos.

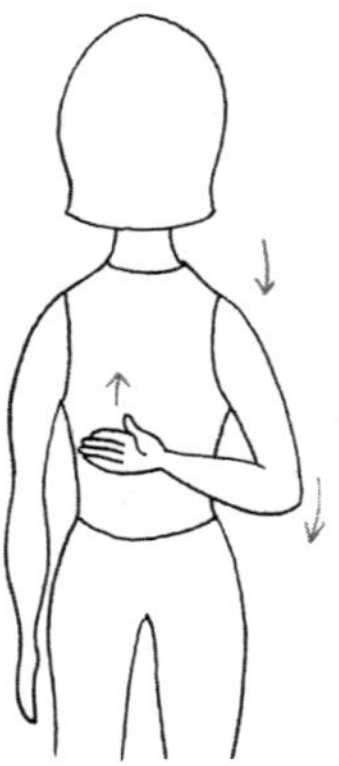

Cependant, si vous procédez de cette façon (détendre le coude et l'épaule, les abaisser et les redresser), vous verrez qu'en définitive, vous pourrez aussi atteindre des points situés beaucoup plus haut que ce dont vous étiez capable auparavant.

Continuez cet exercice de l'autre côté.

Au fur et à mesure que vous vous habituerez aux sensations de ces exercices, vous apprendrez à moins impliquer vos épaules dans les mouvements quotidiens. De plus, vous décontracterez davantage les épaules et le haut des bras, qui retrouveront leur longueur naturelle.

Le principe

Nous réalisons la plupart de nos activités de la même façon, que ce soit au bureau, sur une table de dessin ou sur le plan de travail de la cuisine : en nous laissant absorber par ce que nous faisons. Nos épaules s'arrondissent et se contractent, notre poitrine se resserre et notre chemise devient trop ample d'au moins deux tailles. Non seulement nos épaules remontent vers les oreilles mais tout le haut de notre torse est plus étroit car notre poitrine et les muscles de notre dos se contractent vers le centre. Après quelque temps, cette mauvaise posture devient habituelle.

Voilà qui ne vous met pas en valeur ! Comme le haut du torse est plus étroit, on a l'air moins sûr de soi. Quand les épaules sont rentrées vers l'intérieur, les pectoraux sont plus courts, ce qui accentue l'étroitesse du torse tout entier. C'est le même principe qu'un éventail : quand nous sommes tendus et que nos muscles sont contractés, c'est comme si l'éventail était fermé ; quand nos muscles sont décontractés, ils s'allongent, le haut de la poitrine et les épaules s'élargissent, l'éventail s'est ouvert de manière naturelle.

Ces exercices nous aident à nous défaire de ces tensions au niveau des épaules. En bougeant les bras latéralement, comme dans l'exercice 3, nous nous habituons à en allonger les muscles au lieu d'utiliser nos épaules pour lever les mains. C'est particulièrement important lorsque nous sommes assis au bureau et que nous levons les mains pour taper au clavier, écrire ou dessiner : ces habitudes inefficaces qui consistent à contracter les mains, les poignets et les bras nous infligent des contraintes musculaires répétées !

Libérer et relâcher épaules et coudes lorsque vous réalisez une action peut vous sembler anormal, mais sachez que vous augmenterez aussi votre portée et conserverez la longueur réelle de vos bras ainsi que la tonicité de vos muscles. Vous serez également capable de réaliser des actions que vous n'arriviez pas à faire parce que vous étiez contracté, impatient et tendu en les réalisant. Pour en savoir plus, lisez le chapitre 7.

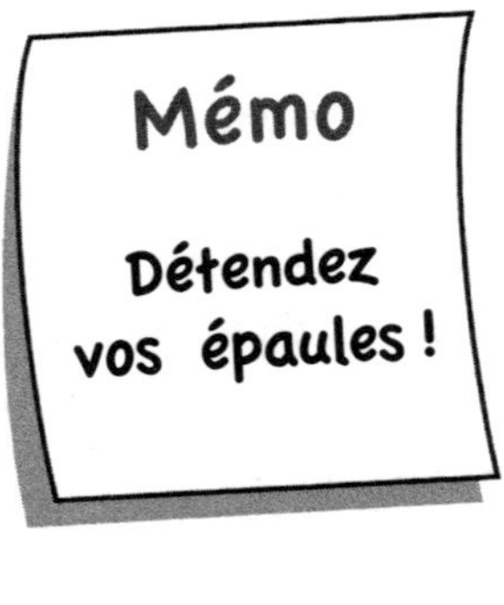

Réorganisez votre vie

Appropriez-vous votre environnement. Ayez le contrôle de votre territoire et de tout ce qu'il contient : écran, plantes, étagères, y compris les photos. Cela vous aidera à vous sentir plus ouvert, plus positif et plus détendu.

Avant de travailler, prenez le temps de détendre vos épaules et d'étirer vos bras. Les pianistes concertistes peuvent rester longtemps assis avant de placer leurs mains sur le clavier. Il s'agit en partie de réorganiser votre corps pour bien préparer votre prochain geste. Pensez en particulier à laisser le poids de votre corps tomber dans vos coudes avant de lever les mains vers le clavier, et laissez vos bras pivoter sur les coudes sans tirer jusqu'aux épaules.

La plupart des activités de bureau peuvent être l'occasion de travailler sur vous-même et de vous débarrasser des mauvaises habitudes. Lorsque vous téléphonez, par exemple, amenez votre téléphone à votre oreille et non l'inverse, et surveillez l'équilibre de votre tête sur votre cou tout en gardant les épaules détendues.

Rappelez-vous aussi, lorsque vous portez quelque chose, de veiller à en répartir autant que possible le poids sur vos deux bras.

CHAPITRE 12

Des amis souples

Le problème

Vous avez l'impression que vos mains et vos poignets ne sont plus assez souples ces derniers temps ? Qu'ils sont douloureux et raides, en particulier le matin ? Ressentez-vous une gêne croissante dans les membres supérieurs ? Cela peut être le résultat de contraintes répétées. Vos articulations vous envoient un signal car elles ont besoin de rester souples, en particulier si votre travail nécessite des gestes répétitifs comme taper sur un clavier d'ordinateur, jouer d'un instrument ou travailler sur un bureau. Nous ne varions pas assez les mouvements de nos mains et de nos bras et, bien souvent, la gamme de nos mouvements est trop réduite, et donc néfaste. Nous ne pouvons pas (ou ne voulons pas) changer d'activité, mais que pouvons-nous alors faire pour rester souples ?

Les exercices

Exercice 1

Debout ou assis, pensez à étirer votre colonne vertébrale et à relâcher vos épaules et vos coudes. Placez vos mains devant vous, coudes pliés, les paumes l'une en face de l'autre.

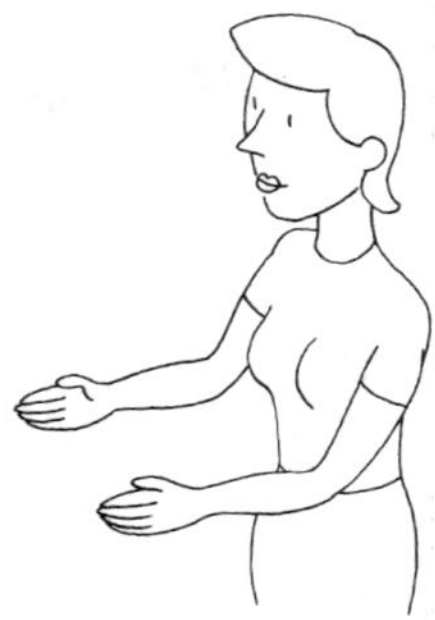

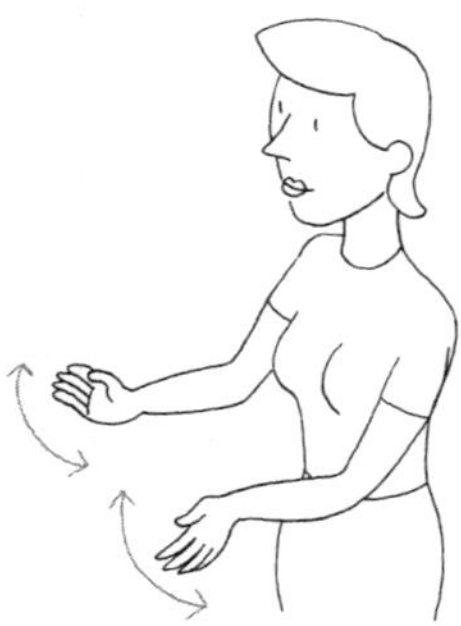

Imaginez que vous avez de l'eau sur les mains et que vous voulez les secouer pour les sécher tout en gardant vos poignets détendus. Ne secouez pas trop fort ; utilisez le poids de vos mains pour observer les limites de vos mouvements au niveau des poignets. Gardez les paumes face à face au cours de l'exercice.

Tournez les paumes de vos mains vers le bas et secouez-les à nouveau, cette fois à la verticale.

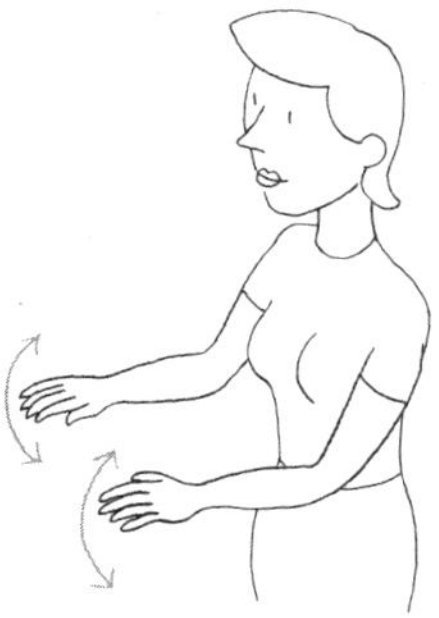

Répétez le premier mouvement, paumes face à face.

Exercice 2

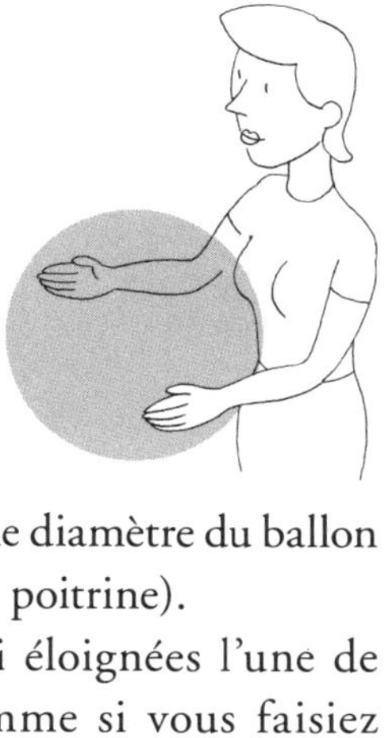

Cet exercice diffère légèrement de celui avec le ballon, chapitre 9. Assis ou debout, comme dans l'exercice 1, placez vos mains devant vous, les paumes face à face. Imaginez que vous tenez un grand ballon de plage léger entre vos mains (le diamètre du ballon est égal à la largeur de votre poitrine).

Gardez vos mains ainsi éloignées l'une de l'autre et déplacez-les comme si vous faisiez pivoter le ballon en tournant d'abord sur l'axe vertical, puis sur l'axe horizontal, comme s'il était recouvert de texte et que vous souhaitiez en lire chaque mot.

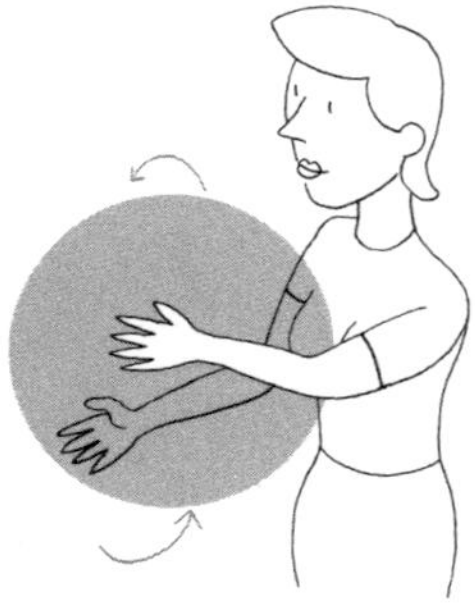

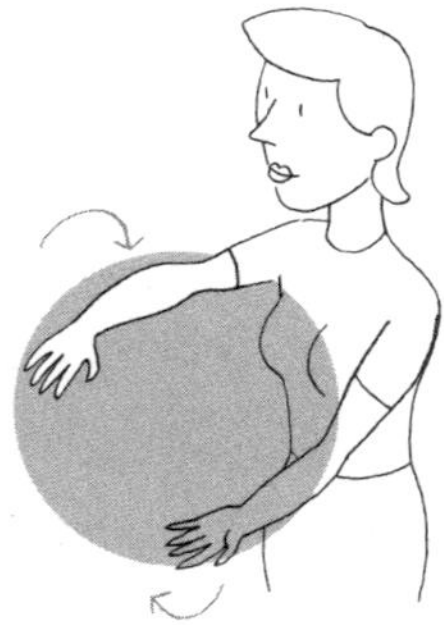

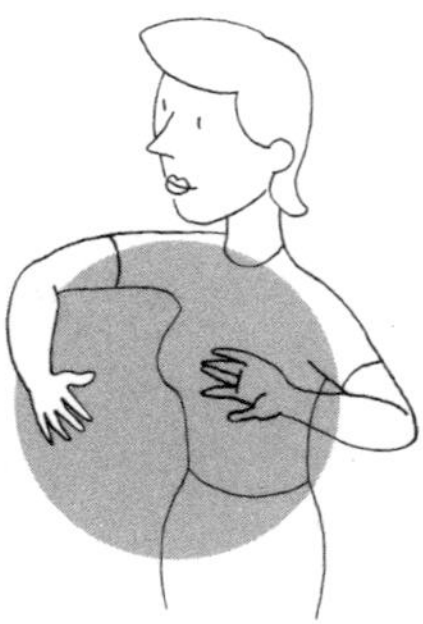

Les articulations de vos coudes, de vos poignets et de vos bras découvriront ainsi des positions insoupçonnées ! Gardez cette image du ballon dans votre tête pour que vos paumes restent toujours à la même distance l'une de l'autre.

Exercice 3

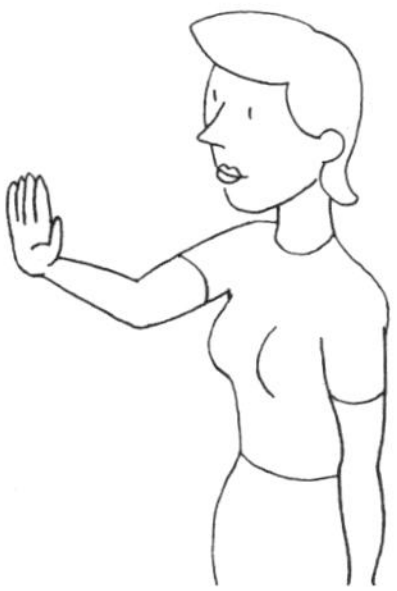

Debout, placez une main devant vous, paume vers l'avant.

Imaginez que vous êtes devant un magasin dont vous allez essuyer la vitrine avec la main.

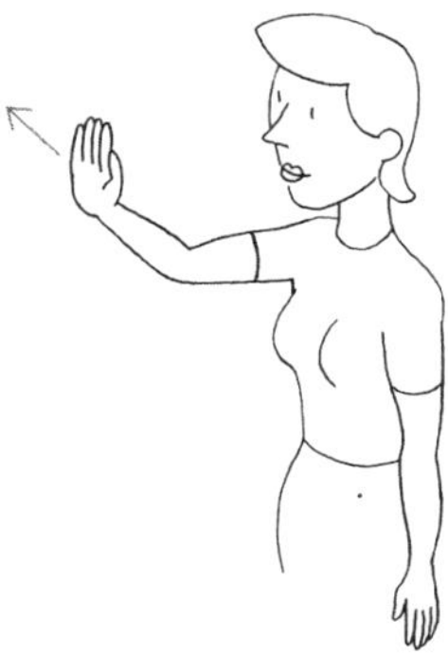

Commencez à bouger votre main sur la vitre en partant du centre de votre corps. Gardez cette image en tête : la paume de votre main continue de passer sur la vitre comme si vous la nettoyiez avec un chiffon doux.

Ne levez pas vos épaules lorsque votre main s'éloigne de vous. Quand vous sentez que votre mouvement atteint sa portée maximale, détendez et abaissez votre épaule pour allonger les muscles de votre bras ; votre main gagnera ainsi quelques centimètres.

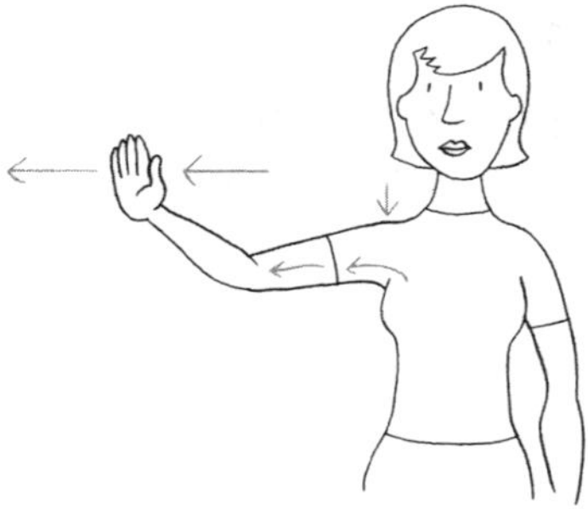

Ne vous attendez pas à des résultats étonnants dès le premier essai. C'est la fin de l'exercice qui est importante : vous verrez à chaque fois que vous pouvez aller un peu plus loin. Vous allongerez davantage le bras en laissant tomber votre épaule, et non en la tirant vers l'extérieur.

Le principe

Réaliser un mouvement contraire à ceux que vous faites en permanence développe la mobilité et étire des muscles sous-utilisés. Avec le temps, lorsque vous répétez des actions jour après jour, vous n'utilisez qu'une partie de vos muscles. La mobilité de vos articulations peut diminuer, ce qui entraîne raideur et douleur. Cette raideur résulte ainsi de l'utilisation abusive de certains muscles et de la sous-utilisation de certains autres.

Prendre conscience de ces zones de votre corps et en explorer toute la palette de mouvements permet de les garder souples. Pour ce faire, il vous faut porter le mouvement jusqu'à sa limite (et pas en dessous) de façon contrôlée et sécurisée. N'en faites pas trop.

Mémo

Explorez toutes les zones de votre corps !

Réorganisez votre vie

Demandez-vous quelles zones n'ont pas été explorées par vos articulations aujourd'hui. Analysez la façon dont vous réalisez des actions répétitives. Quels sont les gestes opposés ? Pouvez-vous identifier les muscles sous-utilisés ? Si oui, faites-les un peu travailler et donnez des vacances à ces muscles que vous sollicitez trop.

En plus des exercices précédents, trouvez le temps d'exercer une articulation par jour. Par exemple, le mercredi sera le jour des coudes. Vous réaliserez ainsi à quel point ce mécanisme naturel est souple. Décontractez vos muscles, laissez votre colonne vertébrale, vos épaules et vos bras s'allonger, et explorez vos articulations.

CHAPITRE 13

Soulevez !

Le problème

Soulever quelque chose, que ce soit lourd ou pas, est une question de santé et de sécurité. Vous avez peut-être déjà connu ces douleurs après avoir soulevé quelque chose de manière inappropriée : maux de dos, contractures musculaires, déplacement d'un disque... Dans ce chapitre, nous allons voir comment soulever des objets, y compris votre propre poids.

Les exercices

Exercice 1

Cet exercice vous aidera à vous plier et à vous redresser sans contracter le bas de votre dos.

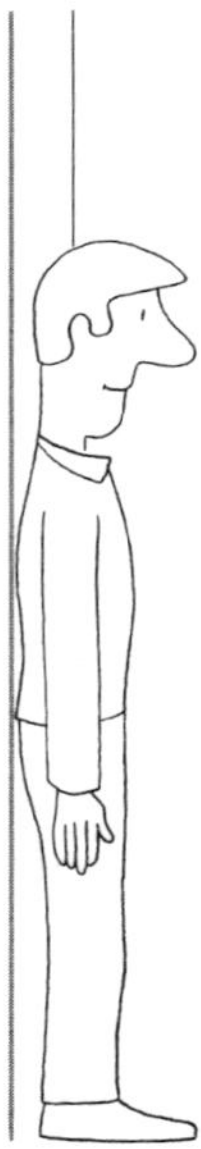

Placez-vous, de dos, à 5-8 cm d'un mur dégagé. Appuyez votre dos contre le mur. Vos pieds doivent être écartés dans le prolongement de vos hanches, les mains pendant sur les côtés, la tête équilibrée et le cou étiré (attention, votre tête et votre cou ne sont pas appuyés contre le mur).

Fléchissez légèrement les genoux sans descendre trop bas, 10 cm tout au plus. Imaginez que vos genoux cèdent doucement sous votre poids pour vous permettre de glisser le long du mur. Ne forcez pas. Le poids de votre corps doit peser essentiellement sur vos talons.

Si vous avez l'impression que votre dos s'écarte du mur, c'est parce que vous contractez la zone lombaire et arquez votre colonne vertébrale. Si cela se produit, arrêtez de descendre, relâchez vos muscles et penchez-vous de nouveau en arrière pour reprendre votre mouvement.

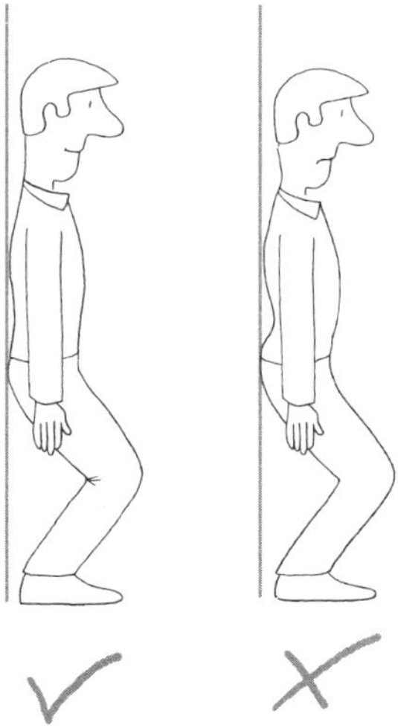

Relâcher les muscles permet à la colonne de rester droite.

Faites une pause et, aussi lentement que possible, effectuez le mouvement inverse. Le poids de votre corps est toujours réparti sur vos talons. Faites attention à rester contre le mur : c'est un guide qui vous permet de veiller à ne pas contracter les muscles du bas du dos en vous redressant.

Sur la fin du mouvement, lorsque vous êtes presque tout à fait debout, utilisez le mur pour vous aider à résister à la tentation de contracter vos muscles et d'arquer votre dos. Gardez votre dos en contact avec le mur. Vos jambes vont peut-être trembler légèrement, mais lorsque vous serez habitué à vous tenir debout sans vous contracter, cela disparaîtra.

Exercice 2

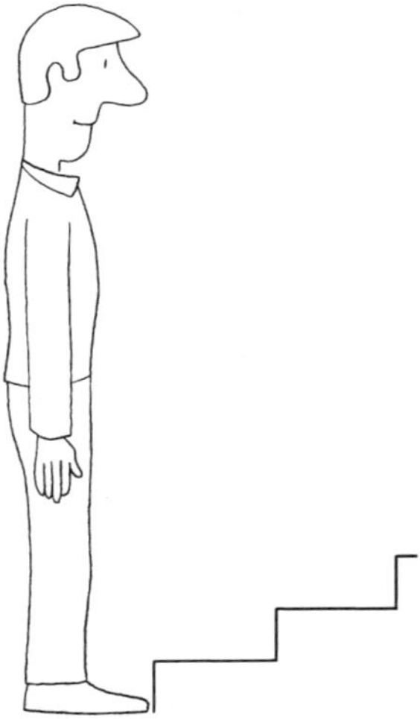

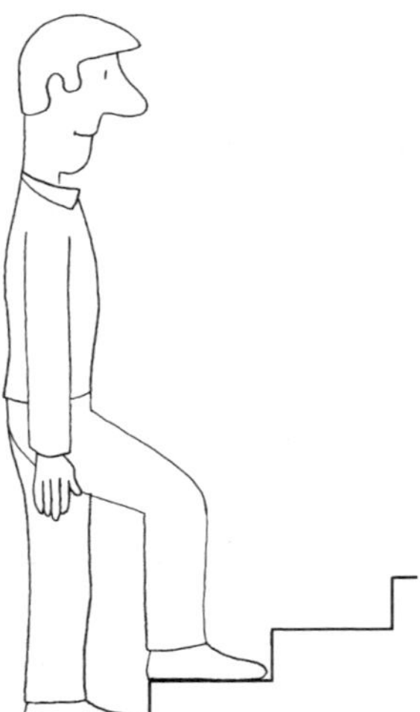

Trouvez quelques marches sur lesquelles vous pouvez vous entraîner sans être dérangé. Tenez-vous debout devant la première marche. Pensez à la corde qui tire votre tête vers le haut.

Le poids de votre corps pèse essentiellement sur vos talons. Déplacez-le doucement sur votre jambe gauche. Gardez votre tête équilibrée, votre cou et votre dos alignés, et sans tordre votre colonne vertébrale, soulevez votre pied droit et placez-le sur la première marche.

Ce qui compte le plus, c'est la façon dont vous allez entamer le mouvement. Si votre genou droit rentre vers l'intérieur lorsque vous levez le pied, c'est signe de tension et d'effort inutiles. Dans ce cas,

recommencez en pensant à détendre les muscles du haut de votre cuisse lorsque vous soulevez votre pied (répétez ce geste jusqu'à ce que vous puissiez lever le pied sans que votre genou ne soit rentré vers l'intérieur ; ainsi, vous romprez avec vos habitudes).

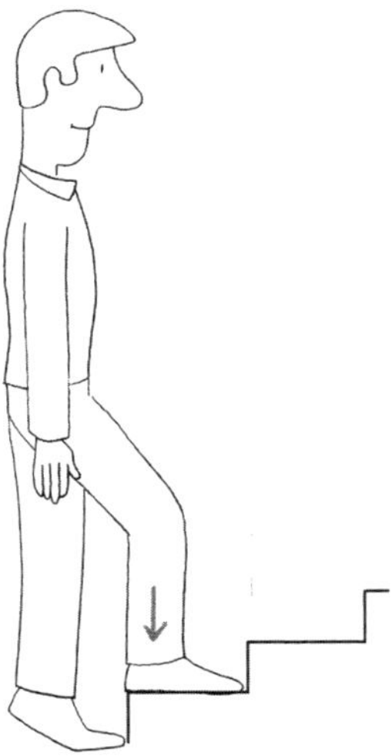

Placez votre pied sur la marche (sur toute la longueur du pied et non juste sur la pointe). Montez la marche en plaçant le poids de votre corps vers le bas, essentiellement sur votre talon droit (si la marche est trop étroite, cherchez un autre escalier).

Continuez à monter les marches en veillant aux trois points suivants :

– la corde imaginaire qui vous tire vers le haut ;
– le poids de votre corps réparti sur vos talons ;
– vos genoux orientés vers l'extérieur de votre corps.

Pour redescendre, évitez cette erreur qui consiste à avancer la tête la première et le cou vers l'avant pour regarder les marches. Au contraire, gardez le haut de votre corps aligné ; c'est à partir de l'articulation des hanches que vous pouvez vous pencher légèrement vers l'avant.

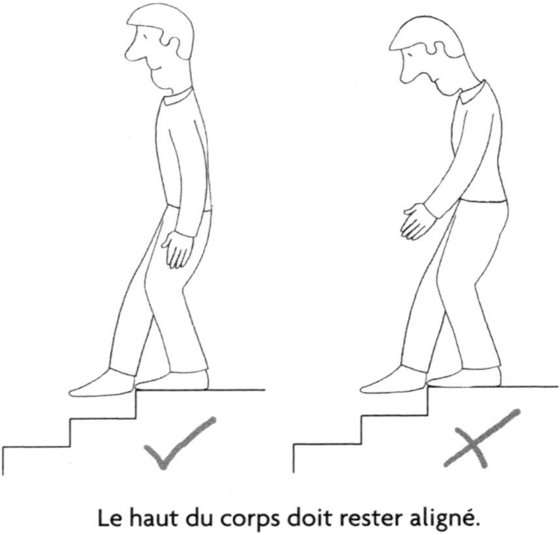

Le haut du corps doit rester aligné.

Vos doigts de pied puis vos talons doivent être en contact avec chaque marche au fur et à mesure que vous descendez.

Gardez à l'esprit que votre poids repose essentiellement sur vos talons et que votre tête doit rester équilibrée (pensez à la fameuse corde du

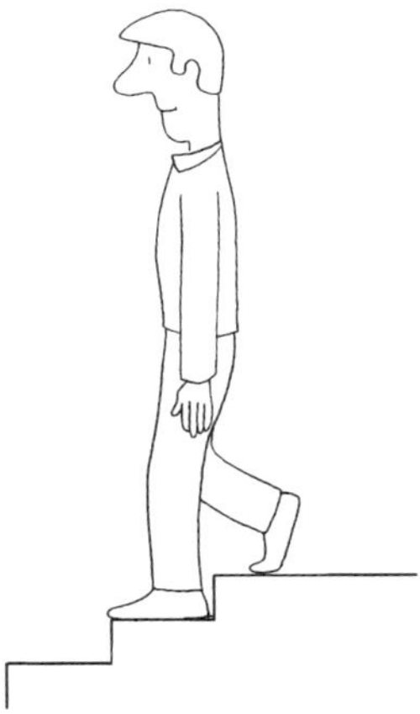

marionnettiste). N'oubliez pas de garder les genoux éloignés l'un de l'autre.

Au début, vous aurez l'impression de progresser lentement mais très vite, votre façon de vous tenir sera plus sûre et moins fatigante.

Exercice 3

Procurez-vous deux livres et placez-en un sur le sol. Placez l'autre livre sur le siège d'une chaise afin qu'il soit juste en dessous de votre portée. Rapprochez-vous aussi près que possible du livre au sol – en général, nous restons trop loin de l'objet que nous voulons saisir. Éloignez vos pieds l'un de l'autre (instinctivement, vous vous serez certainement placé avec les

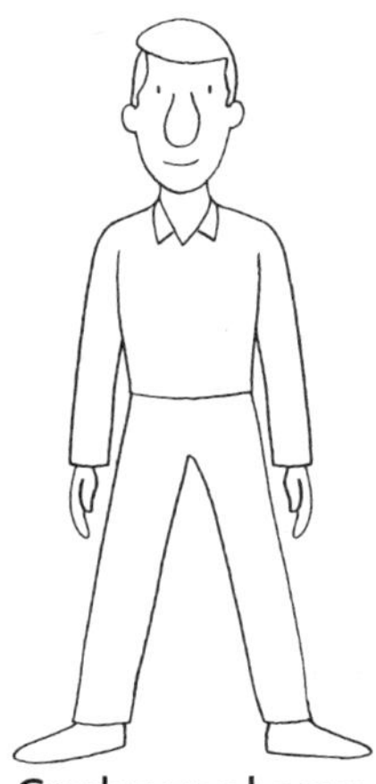

Gardez une bonne distance entre vos talons.

pieds trop rapprochés). Inutile de vous tenir exactement en face du livre, le facteur le plus important étant de garder une bonne distance entre vos talons.

Pensez à la corde imaginaire qui tient votre tête équilibrée et votre cou étiré, puis commencez à vous accroupir. Vos pieds sont totalement en contact avec le sol, le poids de votre corps tombe principalement sur vos talons, et non sur vos doigts de pied. Si, en vous accroupissant, vos talons se décollent du sol, c'est qu'il va falloir écarter plus vos pieds et recommencer. Si vous portez des chaussures à talons, retirez-les.

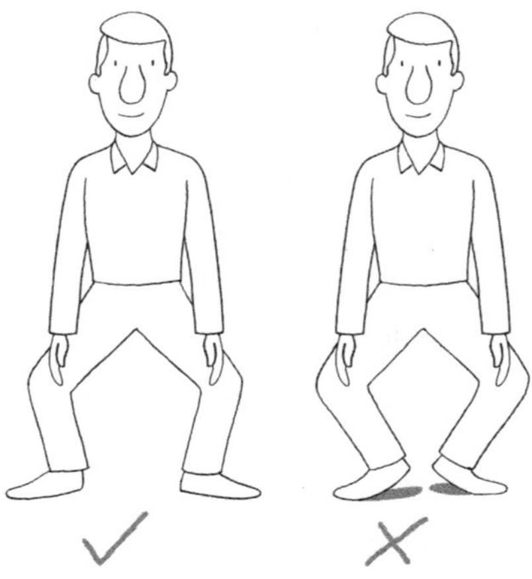

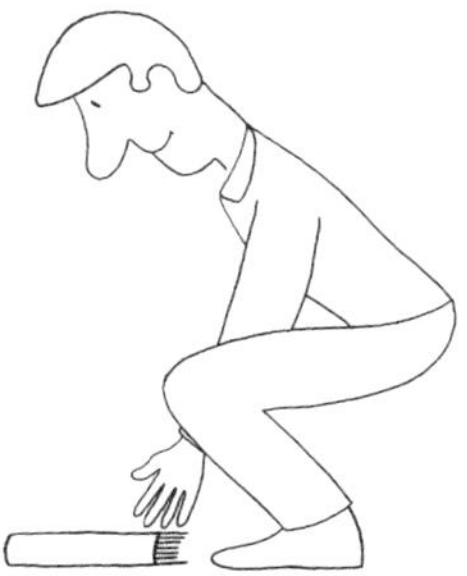

En descendant, penchez légèrement votre corps au niveau des hanches pour accéder au livre en passant la main entre vos genoux. Votre poids doit rester sur vos talons et le poids de votre dos doit reposer sur vos hanches.

Prenez le livre et faites le mouvement inverse pour vous relever : pensez à la corde qui vous tire et à votre poids réparti sur vos talons, et non sur vos doigts de pied. Au fur et à mesure que vous redressez vos jambes, pensez à votre coccyx qui s'affaisse, comme dans l'exercice 1. Votre tête, votre cou et votre dos sont décontractés et s'allongent au cours du mouvement.

Passons au second livre. C'est plus difficile à cause de nos idées préconçues ; il faudra donc revoir votre appréciation visuelle ainsi que la façon dont vous allez réaliser l'action.

Une fois que vous avez estimé que le livre était hors de portée (même légèrement), accroupissez-vous à peine pour abaisser votre corps et vous permettre d'attraper le livre. De cette façon, vos jambes font le travail et épargnent à votre colonne vertébrale d'inutiles tensions. Cela vous évite d'avancer le menton, de vous pencher au niveau de la taille et de garder les jambes tendues pour rester équilibré, ce qui est potentiellement néfaste et vous donne l'air disgracieux.

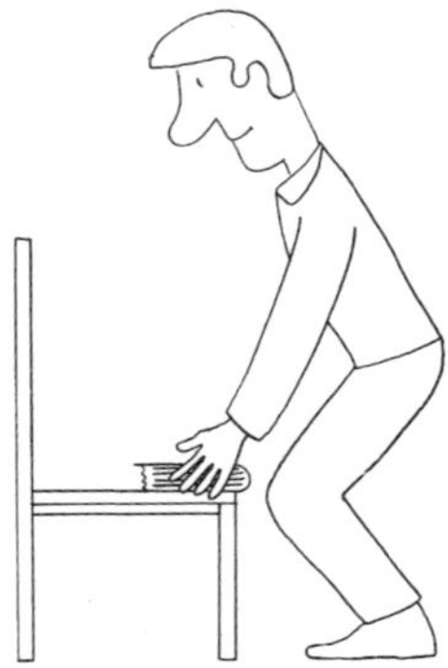

Le principe

Talons à plat, genoux éloignés. Si vous avez suivi dans l'ordre les chapitres précédents, ces idées devraient maintenant vous être familières. Lorsque vous levez un objet, y compris votre corps, vos jambes font le travail. Si votre corps est déséquilibré parce que vous reportez trop votre poids sur vos doigts de pied, le bas de votre dos risque de se contracter pour se protéger d'une action qui pourrait lui nuire.

Lorsque nous nous redressons, contracter le bas du dos est une habitude impulsive tellement ancrée que la plupart d'entre nous ne s'en rendent même pas compte. L'exercice 1 nous aide à prendre conscience de ce que nous nous infligeons, et à réapprendre un geste en apparence simple. Il faut ainsi se rappeler que soulever ne s'applique pas seulement aux objets, mais aussi à nous-mêmes. Pour en savoir plus, consultez le chapitre 6.

Dans l'exercice 2, on remarque que si l'on essaie de se soulever en appuyant sur les doigts de pied, les jambes doivent se contracter. Notre dos sera donc également tendu. Cela n'est pas nécessaire, l'action peut être réalisée avec moins de tension et de fatigue. L'exercice nous montre ainsi que des mouvements équilibrés permettent d'avoir une position plus sûre : nous pourrions interrompre l'exercice à tout moment sans perdre l'équilibre.

L'exercice 3 vous encourage à utiliser ces drôles de charnières au milieu de vos jambes : les genoux ! Il souligne également un risque : plus l'objet est près, plus vous êtes tenté de prendre des raccourcis pouvant se révéler néfastes. Cela s'applique à n'importe quelle activité qui nécessite de se baisser. S'accroupir est non seulement plus efficace, mais permet également de conserver des hanches mobiles. Beaucoup de gens ont les hanches raides parce qu'ils gardent leurs jambes tendues lorsqu'ils se penchent au lieu de fléchir les genoux.

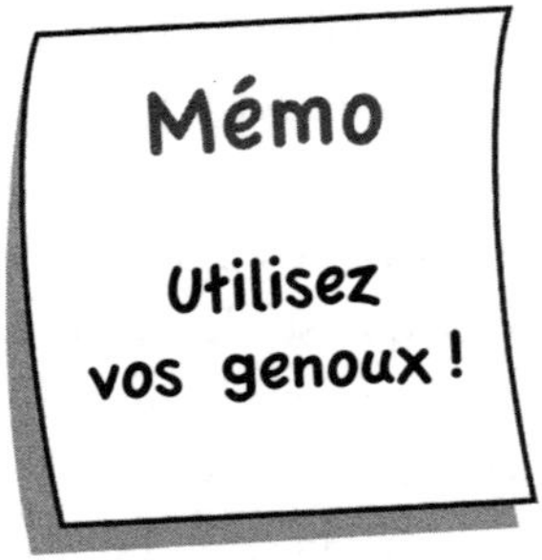

Réorganisez votre vie

Nous prenons de mauvaises habitudes au quotidien. Se pencher et se redresser sont parmi les gestes les plus révélateurs de ces mauvaises habitudes. On n'utilise pas assez les genoux ! Pensez-y au moment de saisir un livre ou un produit sur l'étagère la plus basse de la bibliothèque ou du supermarché, même si ces gestes vous paraissent inoffensifs. Ça vous semblera peut-être étrange, mais il est plus naturel et plus gracieux de s'accroupir à moitié que de se pencher en avant.

Chaque fois que vous aurez à vous baisser et à vous redresser, ce sera l'occasion de vous entraîner à rester souple.

CHAPITRE 14

Ne retenez pas votre souffle

? Le problème

Si vous avez l'impression de manquer de souffle ou d'être fatigué, si vous avez la sensation de perdre pieds ou si vous avez de légers étourdissements voire une mauvaise circulation sanguine, cela peut signifier que vous avez pris l'habitude de mal respirer. Alors comment réapprend-on à respirer correctement ? Sachez pour commencer que votre respiration est affectée par tout ce que votre corps subit, comme lorsque vous êtes penché sur votre bureau. La première étape pour mieux respirer est donc de suivre les conseils des chapitres précédents. Ce chapitre-ci vous propose un exercice spécifique pour vous aider à retrouver une respiration naturelle.

L'exercice

Vous pouvez réaliser cet exercice assis ou allongé. Allongé au sol avec les jambes pliées (voir chapitre 4) est la position idéale car les muscles intercostaux (situés entre vos côtes) seront alors plus détendus.

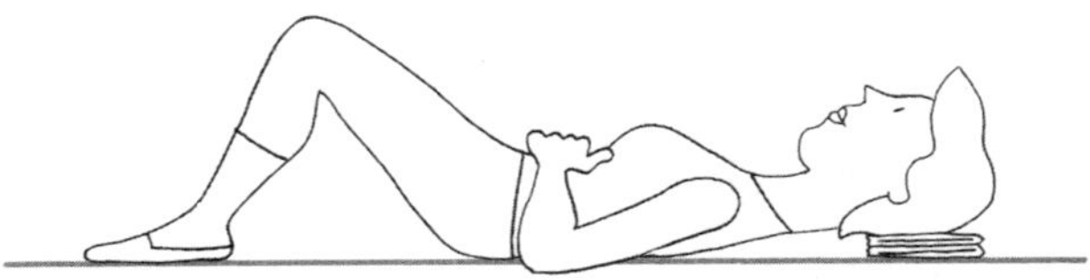

Commencez par allonger et élargir votre corps. Soyez attentif à votre respiration : ne l'analysez pas, contentez-vous de l'observer sans émettre la moindre critique. N'essayez pas de changer quoi que ce soit, bien que vous puissiez avoir l'impression que votre respiration s'améliore rien qu'en l'observant. Concentrez-vous davantage sur l'expiration que sur l'inspiration, car elle est plus subtile et plus intéressante. Remarquez comment votre respiration varie d'une inhalation à l'autre, notamment en termes de durée. Cela peut l'amener à ralentir naturellement. Il est normal de faire une brève pause entre l'expiration et l'inspiration. Respectez ce temps et respirez sans hâte, sinon vous risquez de faire de l'hyperventilation.

Après quelques minutes d'observation, commencez à renforcer l'expiration en y ajoutant le son « ah ». Laissez ce son s'échapper de vos lèvres entrouvertes comme un soupir ; laissez sortir l'air, sans le forcer. Représentez-vous la différence entre laisser l'air s'échapper d'un ballon et s'efforcer de le remplir.

Imaginez que votre expiration s'étend en longueur et que votre respiration se déplace tout le long de votre colonne vertébrale.

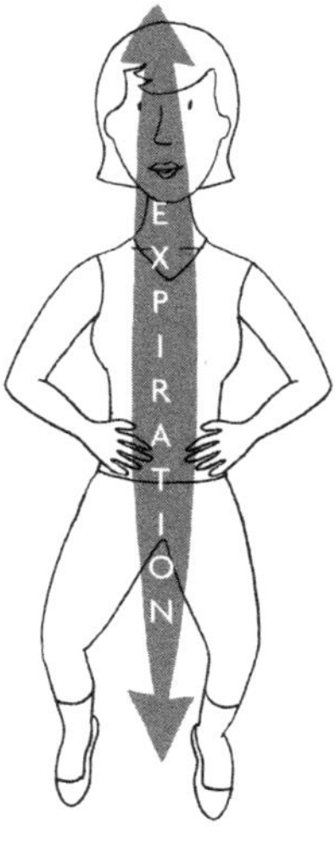

Après une demi-douzaine d'expirations, reportez votre attention sur l'inspiration. Elle devrait déjà être plus naturelle et efficace puisque votre expiration est plus complète, mais renforcez-la en observant vos côtes (toutes, y compris vers le dos et les côtés) se déplacer vers vos coudes à l'extérieur, comme des voiles prises dans le vent. Une fois de plus, laissez votre respiration se dérouler naturellement, sans forcer quoi que ce soit.

Imaginez que votre inspiration s'étend en largeur, se déplaçant avec facilité à travers tout votre corps.

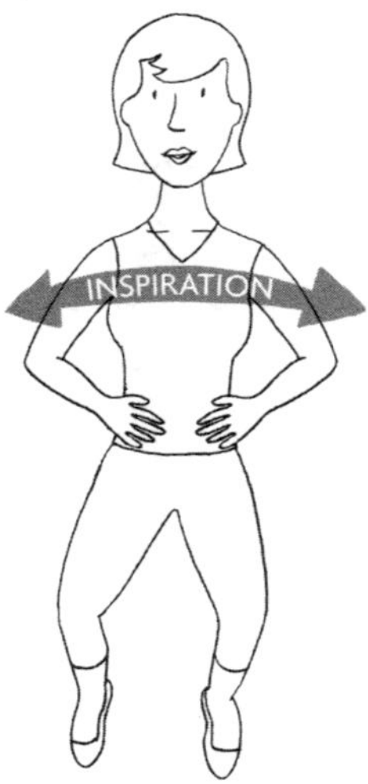

L'expiration se fait en longueur, l'inspiration en largeur. Laissez sortir l'expiration en vidant vos poumons de l'ancien air qu'ils contiennent pour faire de la place à l'air revigorant que vous allez inspirer. Pensez à laisser sortir les pensées négatives en même temps que vous expirez, laissez-les s'échapper dans un soupir.

Le principe

Dans les moments de stress, nous respirons moins qu'il ne le faudrait et développons de mauvaises habitudes. Ainsi, lorsque nous nous concentrons, nous avons tendance à retenir notre souffle. De la même façon, nous respirons moins lorsque des gens envahissent notre espace.

Paradoxalement, les fumeurs respirent moins lorsqu'ils ne fument pas parce qu'ils ont tendance à se baser sur l'exhalation de la fumée de cigarette pour expirer complètement. Lorsque des fumeurs arrêtent la cigarette, ils trouvent souvent qu'il est difficile de revenir à une respiration normale.

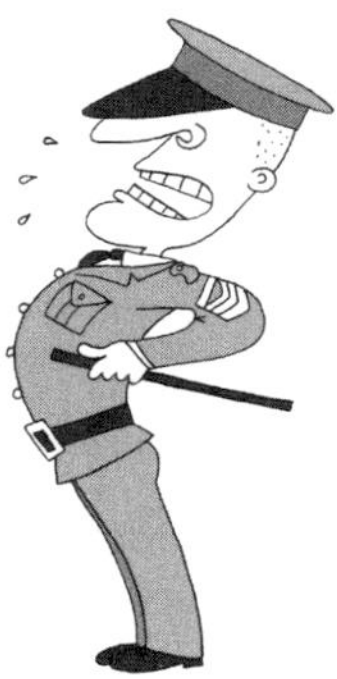

Il n'est pas nécessaire de prendre une grande inspiration –

cela développe juste plus de tensions. Menton haut, poitrine bombée, inspiration profonde : tous ces réflexes répandus sont vraiment le contraire d'une respiration naturelle.

Le son « ah » soulève le palais mou (la partie la plus souple du haut de votre bouche) et vous aide à faire circuler l'air. Ce n'est pas un geste que l'on pratique en permanence mais cela permet à votre corps d'apprendre à respirer de manière plus complète et plus naturelle en travaillant sur ces mauvaises habitudes respiratoires. C'est une façon de mieux utiliser votre corps au quotidien.

Mémo

Détendez-vous en expirant !

Réorganisez votre vie

Sentez chaque fragrance de votre environnement. Est-ce que vous ne limitez pas volontairement votre respiration ? Un air malodorant nécessite une stratégie : par exemple des parfums agréables (huiles, plantes, fleurs), des ioniseurs ou des souvenirs d'atmosphères plus agréables (des photos du bord de mer ou de la campagne).

Si vous trouvez que votre espace est envahi (coincé dans le métro ou dans un ascenseur) et si vous ressentez un manque d'oxygène, ne retenez pas votre souffle et ne prenez pas de petites inspirations. Concentrez-vous afin de respirer pleinement et de tirer le meilleur parti de chaque expiration pour vous débarrasser des toxines inhalées et de l'air vicié.

CHAPITRE 15

Faites la paire

? Le problème

Dans la vie de tous les jours, il est difficile de rester dans l'instant présent et de ne pas anticiper sans arrêt le prochain mouvement. Lorsque les problèmes s'accumulent, notre corps est bien la dernière chose à laquelle nous pensons. Ces exercices vous aideront à traiter ce problème avec un partenaire. Si possible, essayez de trouver quelqu'un qui mesure à peu près la même taille que vous.

Les exercices

Exercice 1

Votre partenaire est assis sur un tabouret (voir chapitre 5), les yeux fermés, sans chaussures, avec assez d'espaces pour que vous puissiez marcher confortablement autour de lui. Commencez par toucher les articulations de ses mains et de ses pieds, de ses genoux, de son cou et de ses épaules, ainsi que le long de sa colonne vertébrale. En utilisant seulement votre majeur, et en alternant main droite et main gauche, ce geste doit être bref et doux, comme si vous déposiez avec votre doigt une goutte d'eau sur le corps de votre partenaire. Travaillez avec précision, soyez attentif et essayez d'entrer en contact avec autant d'articulations que possible, mais faites-le lentement en laissant cinq secondes environ entre chaque contact. Agissez de façon aléatoire : vous pouvez par exemple toucher l'épaule droite de votre partenaire, puis son petit orteil gauche. Il doit ressentir un contact très doux (si ce n'est pas le cas, c'est peut-être que vous devez être plus attentif à l'utilisation que vous faites de votre propre corps).

Cet exercice ressemble à l'exercice psychologique du chapitre 4 dans le sens où il vous encourage à vous concentrer sur plusieurs points spécifiques de votre corps en même temps. Après une dizaine de minutes, échangez les rôles. Asseyez-vous, fermez les yeux et laissez votre partenaire disperser ces gouttes de pluie. Aussi étrange que cela puisse paraître, vous allez certainement trouver cela très relaxant.

Exercice 2

Tenez-vous debout face à votre partenaire, à 30 cm environ. Pensez à la façon dont vous vous tenez debout, comme dans le chapitre 10, exercice 1. Placez votre main droite, paume vers l'avant dans l'espace devant vous, au niveau de la poitrine de votre partenaire. Celui-ci va ensuite lever sa main gauche, paume vers l'avant, pour entrer en contact avec votre main, paume contre paume. Maintenant, détendez votre main et ôtez-la de la sienne en transférant le contact au bout des doigts pour que seuls ces derniers se touchent. Imaginez que vos doigts sont collants et tiennent ensemble. Commencez à bouger votre main droite et votre bras ; votre partenaire doit suivre vos mouvements comme si vos doigts et les siens étaient collés.

Effectuez ce mouvement assez lentement pour que votre partenaire reste en contact, puis augmentez la vitesse et variez les mouvements lorsque vous sentez que c'est possible de le faire sans perdre le contact. Ainsi, vous pouvez commencer par de petits mouvements circulaires, puis continuer avec des cercles plus grands, plus aléatoires, et donc bien sûr moins prévisibles.

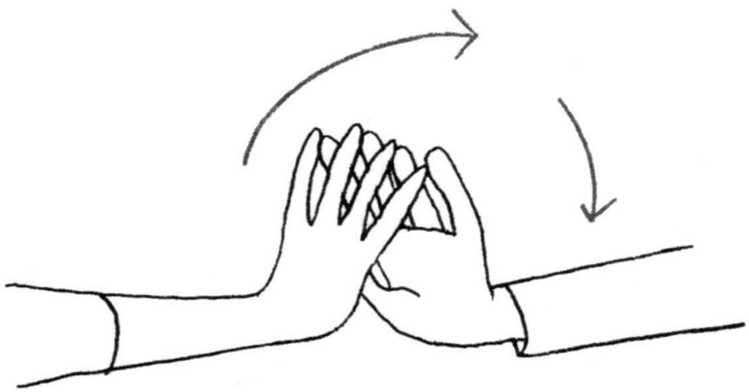

Après trois minutes environ, changez de rôle et recommencez, cette fois avec votre partenaire qui vous guide de sa main droite et vous qui le suivez de la main gauche. Terminez cet exercice en guidant chacun une fois avec la main gauche. Comparez ensemble comment vos bras, vos poignets et vos épaules sont bien plus souples après cet exercice.

Exercice 3

Asseyez-vous face à votre partenaire, assez près pour pouvoir toucher ses mains. Maintenant, fermez les yeux pendant qu'il forme quelque chose avec ses mains et ses doigts, par exemple un papillon ou un lapin (comme pour faire des ombres chinoises). Une fois qu'il est prêt et vous en donne le signal, gardez les yeux fermés et parcourez ses mains avec vos doigts jusqu'à ce que vous ayez obtenu assez d'informations pour pouvoir reproduire la forme avec vos propres mains, tandis qu'il maintient la position des siennes. Gardez les yeux fermés, et lorsque vous pensez avoir copié au mieux la forme, alors seulement, ouvrez-les. Observez l'exactitude (ou pas !) du résultat. Échangez les rôles : réalisez une forme et laissez votre partenaire la recopier les yeux fermés.

Le principe

Dans l'exercice 1, lorsque vous recevez les « gouttes d'eau », le hasard des séquences vous invite à vous relâcher et à ne pas anticiper ce que fera votre partenaire. Si celui-ci procède correctement, vous remarquerez alors que tout votre corps est parfaitement conçu pour ressentir cette douce stimulation tactile. Dans l'exercice 2, lorsque vous suivez les mouvements de votre partenaire, c'est de nouveau le caractère aléatoire des gestes qui incite vos muscles à cesser l'anticipation et à se relâcher, car c'est la seule façon d'arriver à suivre le mouvement. L'exercice 3 parle directement à votre sens kinesthésique, un réveil nécessaire pour tout travail corporel.

Mémo

Restez dans l'instant présent !

Réorganisez votre vie

Ces exercices vous aideront à revoir votre façon d'être dans la vie de tous les jours. Au lieu de vivre dans votre tête ou de penser à l'avenir en anticipant ce que vous allez faire, prenez le temps de vous concentrer sur le présent !

CHAPITRE 16

Tous les jours, dans toutes les situations

? Le problème

Vous avez lu ce livre, fait les exercices et compris les principes. Mais que ferez-vous vraiment de tout cela une fois ce livre refermé ? Dans ce chapitre, nous allons voir comment mettre ces idées en pratique dans la vie de tous les jours au travers de quelques situations quotidiennes. Au cours de ses recherches, Alexander a remarqué que certaines zones clés de notre corps sont habituellement mal utilisées au quotidien, la plus importante d'entre elles étant la jonction entre le haut de notre colonne vertébrale et notre tête (chapitre 3). Il a également observé d'autres éléments qui forment la base des suggestions, des conseils et des astuces de ce livre, rassemblés dans les mémos.

Rappelez-vous que les situations dont nous allons parler ne sont que des exemples. Les principes du livre s'appliquent à toutes les activités, tous les jours. Ils symbolisent la rééducation du corps vers une nouvelle façon d'être.

Au restaurant

La prochaine fois que vous irez au restaurant ou au café, ou dans n'importe quel endroit où l'on peut boire et manger, regardez autour de vous : que voyez-vous ? La plupart des gens, et c'est une erreur, sont tellement concentrés sur ce qu'ils font qu'ils se rapprochent de leur nourriture en

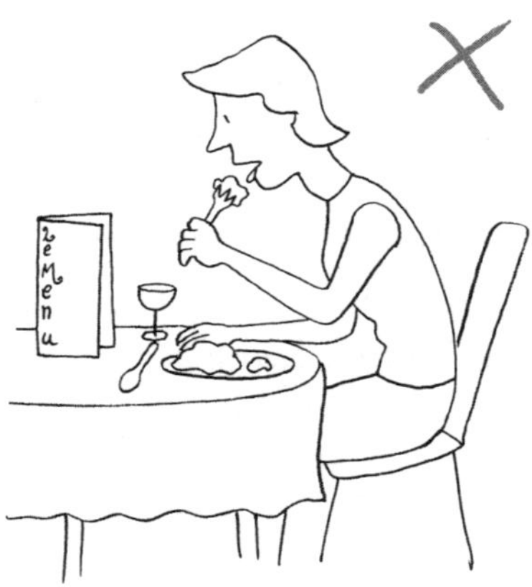

courbant la colonne vertébrale et en allongeant le menton. Souvent, ils n'ont qu'à lever légèrement leur fourchette pour atteindre leur bouche tant ils sont près de leur assiette.

Envisagez les choses différemment : la nourriture est en face de vous et vous allez revoir votre façon de manger, comme vous avez appris à repenser votre façon de taper, d'écrire ou de lire (comme expliqué dans le chapitre 6). Gardez votre tête, votre cou et votre dos bien alignés lorsque vous pivotez vers l'avant sur vos hanches, juste assez pour vous placer dans un angle confortable par rapport à la nourriture. Vos jambes et vos genoux doivent être relâchés et équilibrés. Lorsque vous prenez votre fourchette pour manger, pensez à détendre et à élargir votre

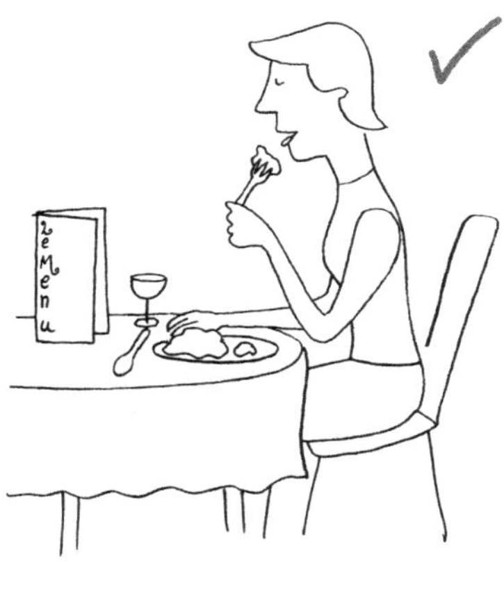

buste, ainsi qu'à décontracter vos épaules et vos bras, tandis que vous faites pivoter votre coude pour porter la nourriture à votre bouche (et non l'inverse).

Bien sûr, ces principes ne s'appliquent pas uniquement lorsque nous mangeons dans un lieu public – ce n'est pas un livre de bonnes manières ! Il faut être tout aussi conscient de la façon dont nous mangeons lorsque nous sommes à la maison.

En voiture

Les trajets se font souvent dans l'urgence, en particulier lorsqu'il faut aller travailler ou déposer les enfants à l'école. Mais allonger le menton et vous pencher vers l'avant ne vous feront pas aller plus vite.

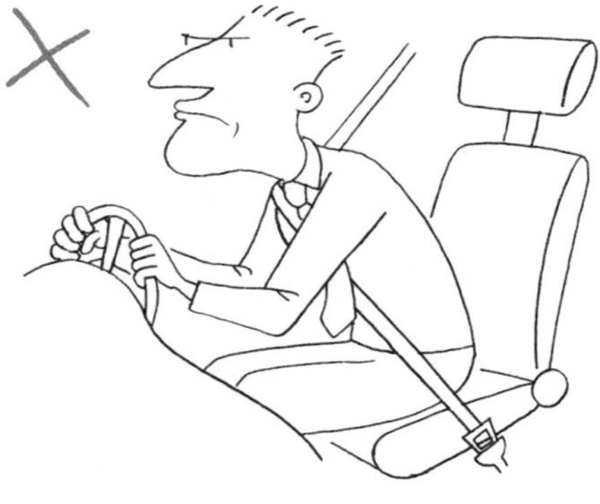

Si nous sommes habitués à être tendus lorsque nous mangeons au restaurant, ce qui est habituellement une expérience agréable, qu'en est-il donc des trajets en voiture ? De nombreux facteurs frustrants peuvent être négatifs et notre corps est là pour nous le dire. Vous êtes peut-être dans votre propre voiture, mais pas dans celle que vous auriez idéalement choisie ; peut-être que les sièges ne sont pas adaptés et que le trajet est fatigant et difficile avec les embouteillages et les enfants qui se disputent à l'arrière. Pourtant, il faudra bien le faire, ce trajet, alors comment rester détendu malgré tous ces facteurs de stress ?

Si vous êtes le conducteur, avant de démarrer, pensez toujours à cette corde au-dessus de votre tête qui vous tire vers le haut. Vous aurez peut-être d'ailleurs à ajuster le rétroviseur si votre dernier

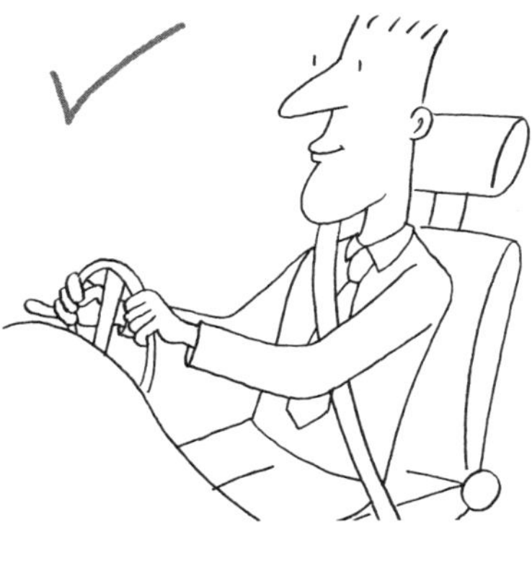

trajet était fatigant et si vous n'avez pas fait attention à la position de votre corps : votre colonne vertébrale n'était alors pas complètement détendue et le rétroviseur était sûrement incliné afin de s'adapter à votre corps tassé. Étirer votre cou augmentera votre vision périphérique, ce qui est important pour conduire (chapitre 8, exercice 3). Si les sièges de la voiture sont très mal garnis et ne soutiennent pas assez votre bassin, achetez des blocs de mousse dure vendus à cet effet. Vos pieds doivent pouvoir atteindre les trois pédales. Laissez les muscles de vos mollets s'allonger le plus possible. Vos pieds agissent sur les pédales dans un mouvement souple des chevilles, et votre jambe, décontractée, doit avoir juste la tension minimale nécessaire pour garder la pédale de l'accélérateur appuyée grâce à son propre poids, en contractant le genou le moins possible.

Vos mains doivent être détendues et posées sur le volant, et vos bras, également détendus, sont pliés au niveau des coudes.

C'est moins compliqué pour le passager sur le plan mécanique, mais ce poste requiert d'autres exigences. Restez détendu en faisant vous aussi le point sur votre corps. Vous comprenez maintenant que les zones clés sont la tête et le cou, les épaules et les genoux. Donc, comme le conducteur, allongez votre cou, mais laissez reposer vos mains sur vos genoux pour abaisser et élargir vos épaules, ainsi que pour détendre vos jambes.

Lorsque vous êtes arrivé, comment allez-vous sortir de la voiture ? Rappelez-vous de laisser vos yeux guider le mouvement (comme dans les exercices du chapitre 8), tournez d'abord votre tête puis laissez votre torse faire de même. Pivotez sur vos hanches de façon à amener vos jambes hors de la voiture et laissez vos pieds toucher le sol. Préparez-vous à soulever votre corps en pensant à garder votre tête et votre cou souples et en reportant l'essentiel de votre poids sur vos talons (comme décrit dans le chapitre 13).

Vous pouvez appliquer le même processus aux trajets dans les transports en commun.

Dans la queue

Lorsque vous êtes debout dans le bus ou que vous faites la queue pour payer, ou durant toute activité qui nécessite de se tenir debout un long moment, vous pouvez tirer parti des bonnes habitudes détaillées au chapitre 10 pour être sûr de réduire les tensions de votre corps. Étirez votre colonne vertébrale, ayez conscience de l'équilibre de votre tête sur votre cou, laissez vos mains tomber sur les côtés pour détendre vos épaules et assurez-vous que le poids de votre corps soit bien réparti sur vos deux pieds. Le plus important est de vérifier que l'essentiel de votre poids repose sur vos talons et non sur la pointe de vos pieds.

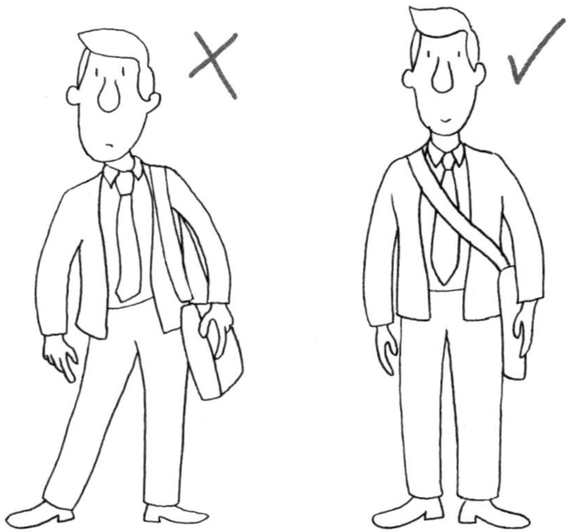

Il est très tentant, quand on attend debout, de se tenir trop penché en avant ou de placer une hanche sur le côté et de transférer plus de poids sur l'une des deux jambes. Si cela se produit, vos genoux se bloquent inévitablement (et le bas de votre dos se contracte, suivi par le reste de votre colonne vertébrale).

Soyez détendu, gardez votre poids centré et n'anticipez pas en bougeant vers l'avant. Lorsque vous bougez et commencez à marcher, rappelez-vous (comme dans le chapitre 10) qu'en marchant de manière équilibrée, votre colonne vertébrale est déplacée sans effort, sans vaciller ni pencher vers l'avant.

Dans la maison et le jardin

Observez la façon dont vous utilisez votre corps lorsque vous effectuez des tâches domestiques. C'est dans ces gestes quotidiens que nos mauvaises habitudes sont les plus flagrantes ! Souvent, nous voulons aller vite, ce qui produit des pressions inutiles. Comme l'automobiliste qui allonge le menton pour arriver plus vite, nous nous contractons en faisant des efforts pendant le ménage. Prendre conscience de ce phénomène est un début. Observez ce que vous ressentez au niveau de votre cou, de vos épaules et de vos jambes. Si vous travaillez debout et que vous êtes penché, même légèrement, pensez au mémo du chapitre 13 : « Utilisez vos genoux ! ». Et, bien sûr, lorsque vous vous courbez ou que vous soulevez quelque chose, qu'il s'agisse d'atteindre le réfrigérateur ou de récolter les mauvaises herbes du jardin, rappelez-vous des leçons du chapitre 13. Soyez particulièrement attentif à la façon dont vous utilisez votre tête et votre cou, vos épaules et vos genoux, et assurez-vous de bien transférer votre poids sur vos talons. C'est notamment le cas lorsqu'on creuse, source bien connue de maux de dos. Lorsque vous creusez et que vous soulevez, la force doit venir de vos jambes détendues qui servent de levier et vous lèvent vous, votre pelle et son contenu, le poids étant principalement réparti sur les talons.

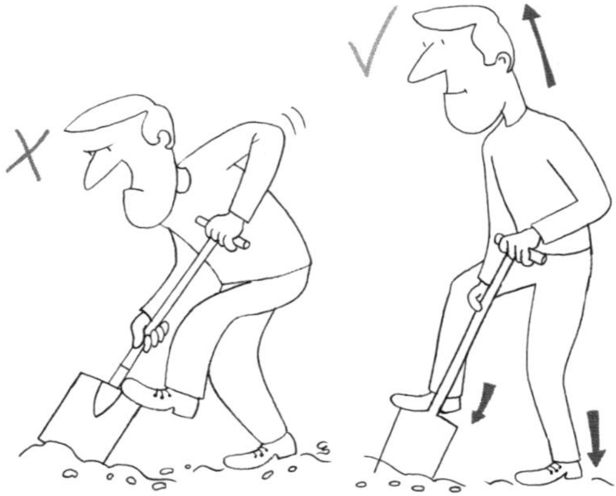

Si les tâches à réaliser vous ennuient, essayer de résoudre ce problème en relisant le principe du chapitre 8 sur le fait de rester concentré. Vous serez plus attentif au travail à faire et en retirerez forcément des bénéfices.

Prendre l'avion

Pour beaucoup de gens, l'avion est le moyen de transport le plus stressant. Cela n'a rien à voir avec le fait d'être dans les airs, c'est le décollage et l'atterrissage qui sont désagréables. Lorsque vous arrivez à l'aéroport, prenez le temps d'apprécier l'instant présent et restez concentré (comme dans le chapitre 8). Si vous portez des bagages lourds, suivez les consignes du chapitre 13 pour les soulever, ce que vous devrez d'ailleurs apprendre à faire avant de partir en voyage. En faisant la queue pour vous enregistrer, tenez-vous bien, détendu, gardez votre buste bien ouvert et votre poids sur vos talons. Vous vous sentirez mieux et cela se verra. On ne sait jamais : avoir l'air sûr de vous, avec cette attitude ferme et détendue, vous fera peut-être surclasser en classe affaires !

Lorsque vous arrivez enfin à votre siège, à moins d'être en classe affaires, il est possible que vous soyez crispé et tendu. Prenez un moment pour vous relaxer et réfléchir : pensez à votre posture, décontractez votre cou, élargissez le

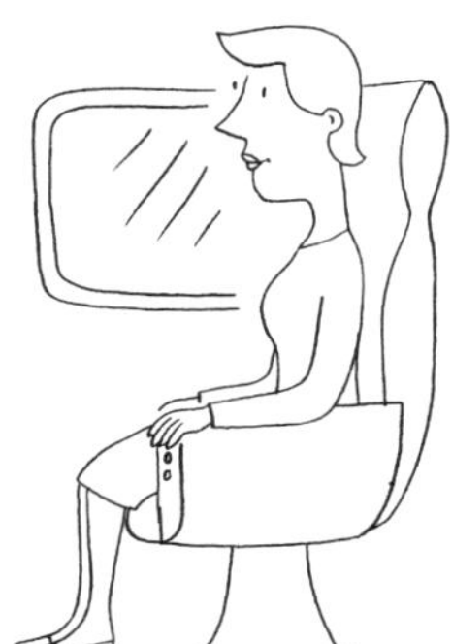

buste et relâchez vos genoux (aussi loin que le siège devant vous le permet). Et lorsque tout le monde sera occupé à ranger ses affaires, faites quelques exercices de respiration du chapitre 14. Voilà, vous ne vous sentez pas déjà mieux ?

Le principe

Le travail que vous faites sur vous-même est vraiment comparable aux contrôles avant un décollage. Vous vérifiez les zones clés, que vous devez maintenant connaître, c'est-à-dire votre tête, votre cou, vos épaules et vos genoux. Dans toutes les situations, vous pouvez concentrer vos pensées dans votre corps pour être plus détendu physiquement, et plus vous vous sentirez bien dans votre corps, mieux vous serez dans votre tête.

Mémo

Pensez à votre posture !

Réorganisez votre vie

Pour prendre le contrôle de votre corps, il faut travailler à le rééduquer. Organisez votre temps de manière à pouvoir appliquer les exercices et les principes de ce livre, et à les inculquer à votre corps et à votre vie. Ainsi, même dans des situations stressantes et difficiles, vous pouvez faire face avec une nouvelle attitude et une nouvelle approche. En pratiquant les exercices de ce livre et en apprenant un nouveau vocabulaire corporel, vous verrez que vous avez déjà votre propre manière d'appliquer ces principes dans votre vie. Lorsque vous affronterez de nouvelles situations, pensez à tout ce que vous avez appris, mais surtout, pensez à votre tête, votre cou et votre dos (c'est-à-dire votre colonne vertébrale) comme un seul ensemble. En d'autres termes : pensez à votre posture !

Voilà enfin votre nouveau « moi », plus équilibré et plus décontracté.

CHAPITRE 17

Et ensuite ?

Ne vous arrêtez jamais. Comme nous le disions en introduction, continuez de travailler sur vous-même. Vous avez pris de mauvaises habitudes par la répétition, et la répétition sera le seul moyen de les désapprendre. Recommencez les exercices et continuez de penser à la façon dont vous bougez et réalisez les gestes du quotidien. Les possibilités sont infinies : il y a toujours quelque chose de nouveau à apprendre, un nouveau défi à relever et une nouvelle situation à affronter.

Les exercices et les principes de ce livre sont essentiellement issus de l'expérimentation directe de la méthode Alexander, et l'objectif de cet ouvrage est d'être pratique et utile. Cependant, un livre ne remplace pas l'expérience. Pour essayer la méthode Alexander elle-même, vous avez besoin d'un professeur compétent. Cette méthode s'inscrit dans un processus collaboratif, et les compétences comme le point de vue d'un bon professeur vous seront vraiment d'une aide précieuse.

Vous pouvez trouver un professeur près de chez vous en contactant l'APTA (Association française des professeurs de la technique Alexander) :

42, terrasse de l'Iris
La Défense 2
92400 Courbevoie
Tél./Fax : 01 40 90 06 23
E-mail : techniquealexander@yahoo.fr
Site Internet : www.techniquealexander.info

L'inspiration d'une grande partie de ce livre résulte du travail avec nos collègues, nos amis et nos élèves. Là encore, il s'agit d'un processus continu et vous pouvez être informé de nos dernières idées sur notre site Internet (en anglais) :

www.thebusybody.co.uk

ANNEXE I

Quelques notions d'anatomie

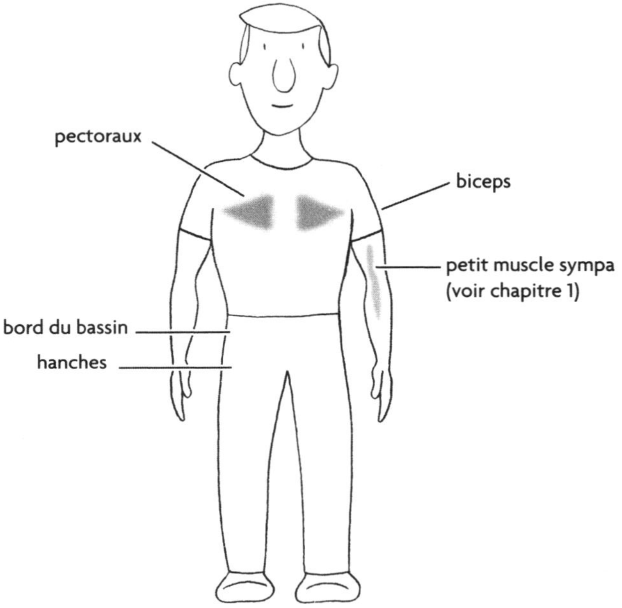

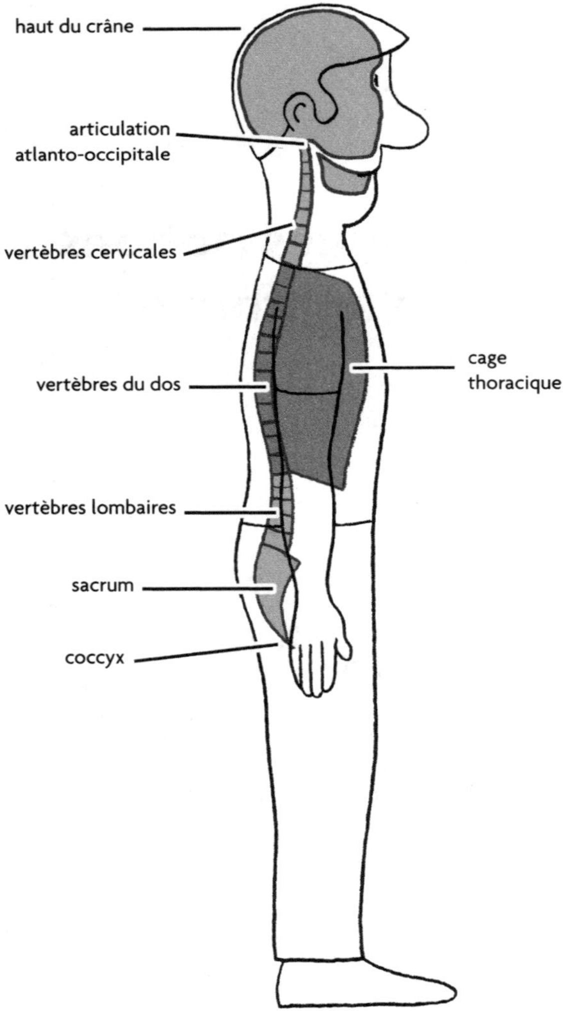
haut du crâne
articulation atlanto-occipitale
vertèbres cervicales
vertèbres du dos
vertèbres lombaires
sacrum
coccyx
cage thoracique

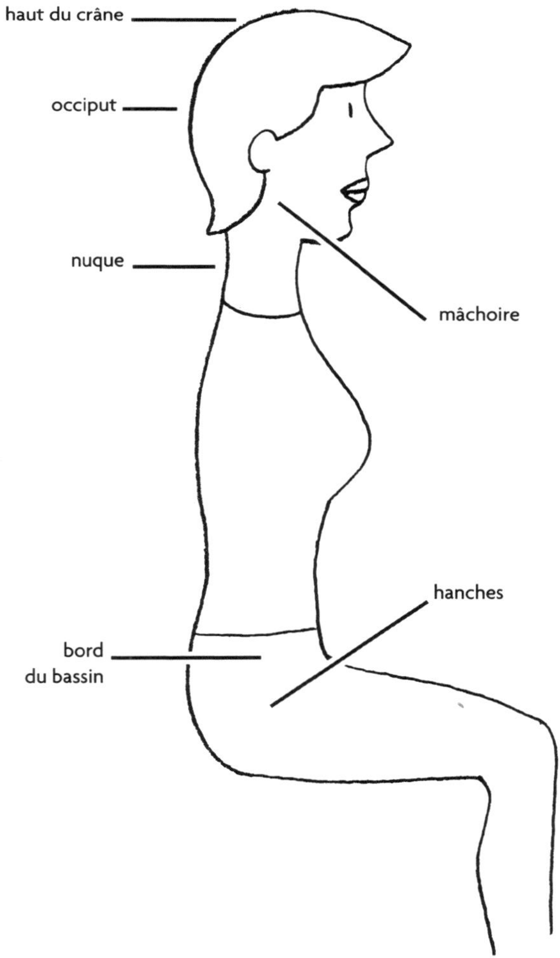
haut du crâne
occiput
nuque
mâchoire
hanches
bord
du bassin

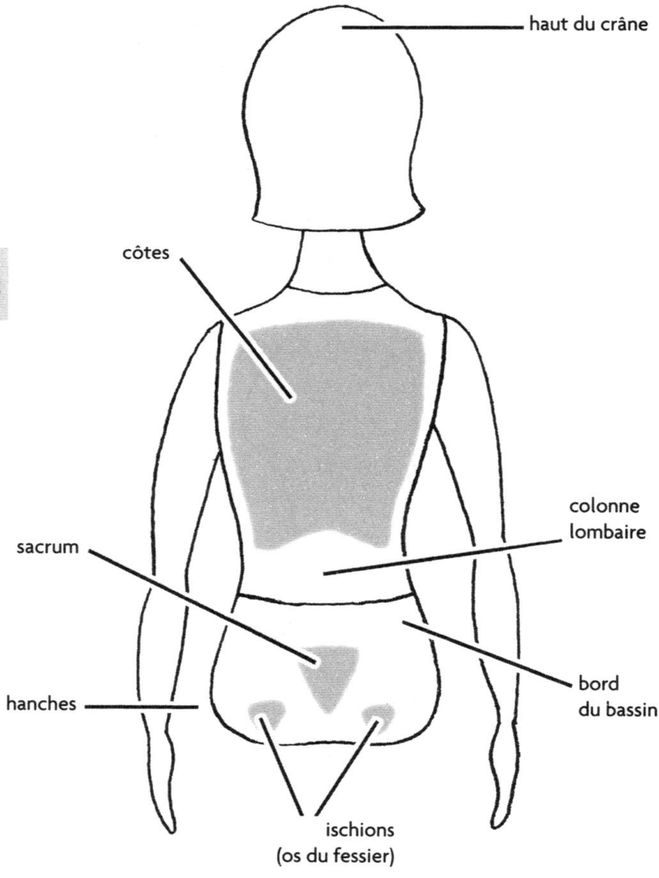
haut du crâne
côtes
colonne
lombaire
sacrum
bord
du bassin
hanches
ischions
(os du fessier)

ANNEXE 2

Les mémos

1. Observez-vous !
2. Arrêtez-vous et réfléchissez !
3. Pensez à votre posture !
4. Allongez-vous et rechargez vos batteries !
5. Utilisez les os de votre fessier !
6. Pivotez sur vos hanches !
7. Détendez-vous pour aller plus loin !
8. Ce sont vos yeux qui vous guident !
9. Agissez en toute simplicité !
10. Avancez, mais gardez le corps en arrière !
11. Détendez vos épaules !
12. Explorez toutes les zones de votre corps !
13. Utilisez vos genoux !
14. Détendez-vous en expirant !
15. Restez dans l'instant présent !
16. Pensez à votre posture !

Table des matières

Sommaire 5

Introduction 7

Comment bien utiliser ce livre 10

Le problème 11

Les exercices 12

Le principe 13

Le mémo 14

Réorganisez votre vie 15

Pour conclure 15

CHAPITRE 1

Des tensions ? 17

Le problème 17

Les exercices 18
Le principe 20
Réorganisez votre vie 22

CHAPITRE 2
Prenez le temps de réfléchir 23
Le problème 23
Les exercices 23
Le principe 25
Réorganisez votre vie 27

CHAPITRE 3
Votre travail pèse-t-il sur votre nuque ? 29
Le problème 29
Les exercices 30
Le principe 33
Réorganisez votre vie 37

CHAPITRE 4
Rechargez vos batteries 39
Le problème 39
L'exercice 40
Le principe 46
Réorganisez votre vie 50

CHAPITRE 5
Êtes-vous bien assis ? 53
Le problème 53
Les exercices 54
Le principe 59
Réorganisez votre vie 63

CHAPITRE 6
Sur votre chaise 65
Le problème 65
Les exercices 66
Le principe 73
Réorganisez votre vie 76

CHAPITRE 7
Atteindre le téléphone 79
Le problème 79
L'exercice 80
Le principe 84
Réorganisez votre vie 85

CHAPITRE 8
Avoir l'air vif 87
Le problème 87
Les exercices 88

Le principe 90
Réorganisez votre vie 92

CHAPITRE 9
S'allonger et... travailler 93
Le problème 93
Les exercices 94
Le principe 99
Réorganisez votre vie 100

CHAPITRE 10
Bien se tenir debout et se déplacer 101
Le problème 101
Les exercices 102
Le principe 111
Réorganisez votre vie 114

CHAPITRE 11
Le monde sur vos épaules 117
Le problème 117
Les exercices 118
Le principe 124
Réorganisez votre vie 127

CHAPITRE 12
Des amis souples 129
Le problème 129
Les exercices 130
Le principe 134
Réorganisez votre vie 135

CHAPITRE 13
Soulevez ! 137
Le problème 137
Les exercices 138
Le principe 146
Réorganisez votre vie 148

CHAPITRE 14
Ne retenez pas votre souffle 149
Le problème 149
L'exercice 150
Le principe 153
Réorganisez votre vie 154

CHAPITRE 15
Faites la paire 157
Le problème 157
Les exercices 158

Le principe 161
Réorganisez votre vie 162

CHAPITRE 16
Tous les jours, dans toutes les situations 163
Le problème 163
Au restaurant 164
En voiture 166
Dans la queue 169
Dans la maison et le jardin 171
Prendre l'avion 173
Le principe 174
Réorganisez votre vie 175

CHAPITRE 17
Et ensuite ? 177

ANNEXE 1
Quelques notions d'anatomie 179

ANNEXE 2
Les mémos 183

Vous voudriez recevoir notre catalogue par la Poste ? On vous l'enverra avec grand plaisir. Il vous suffit de photocopier, recopier ou découper ce formulaire et nous le retourner complété à :

Éditions Leduc.s, 17 rue du Regard, 75006 Paris

NOM : ....

PRÉNOM : ....

ADRESSE : ....

....

CODE POSTAL : ....

VILLE : .... PAYS : ....

Si vous souhaitez être tenu au courant de nos publications et de l'actualité de nos auteurs, et/ou recevoir notre catalogue au format PDF, complétez les champs ci-dessous :

E-MAIL : .... @ ....

Nous souhaiterions mieux vous connaître :

Quelle est votre ANNÉE DE NAISSANCE : ....

et votre PROFESSION : ....

Magasin dans lequel vous avez acheté *Ne plus avoir mal au dos, c'est malin* :

....

Nous sommes à votre écoute : faites-nous part de toutes vos suggestions et votre avis sur le livre que vous venez de lire :

....

....

....

....

À .... LE ....

MERCI ET À BIENTÔT !

Vous pouvez aussi répondre au formulaire disponible sur Internet : **www.editionsleduc.com** ou prendre contact avec notre service client à **info@editionsleduc.com**.

Conformément à la loi Informatique et Libertés du 6 janvier 1978, vous disposez d'un droit d'accès et de rectification aux données personnelles vous concernant.

Achevé d'imprimer en Espagne
par BlackPrint CPI Ibérica S.L.
Sant Andreu de la Barca (08740)
Dépôt légal : novembre 2012

Titre de l'édition d'origine : *The Well-Tuned Body*

Publié pour la première fois en 2002
par Summersdale Publishers Ltd,
sous le titre : *The Busy Body*

Traduit de l'anglais (Grande-Bretagne) par Céline Petit

Maquette : Sébastienne Ocampo
Illustrations : Colin Shelbourn

Cet ouvrage est une réédition du titre *Comment bien se tenir pour ne plus jamais avoir mal*, paru aux éditions Leduc.s en 2010.

17, rue du Regard
75006 Paris – France
E-mail : info@editionsleduc.com
ISBN : 978-2-84899-579-3